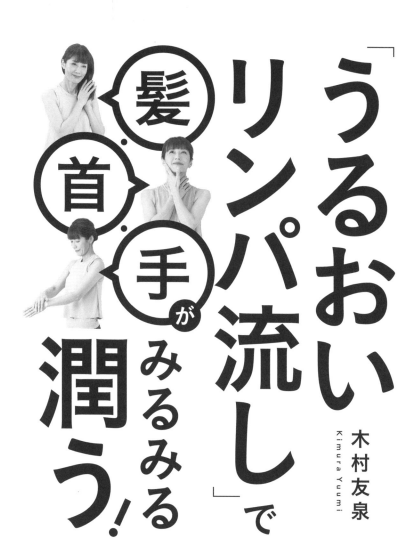

「うるおいリンパ流し」で髪・首・手がみるみる潤う!

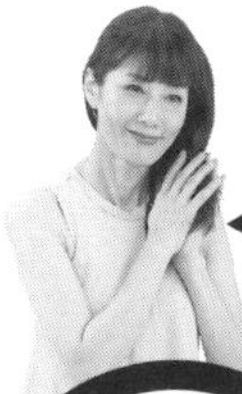
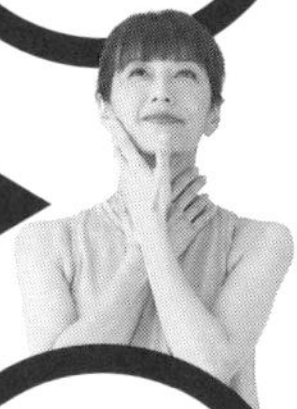
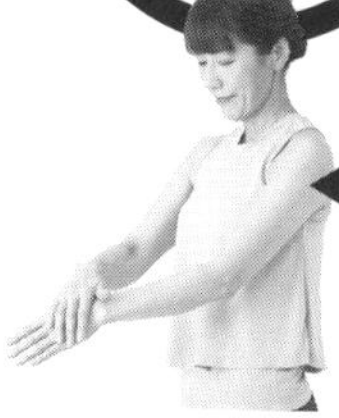

木村友泉
Kimura Yuumi

PHP

はじめに

年齢を重ねるにつれ、髪や首、手肌のうるおいが失われていくのは、もう仕方がない――そんなふうに、みなさんは思っていませんか？

いいえ、決してそんなことはありません。加齢による変化はたしかにありますが、それでも本来のうるおいを取り戻し、維持していくことは可能です。

私は「ＬＨＪ（Life & Health Joy）」を主宰し、みなさんの健康づくりのお手伝いをしています。ＬＨＪでは筋肉や筋膜《きんまく》にアプローチしながら、リンパ液（間質液《かんしつえき》）の循環を円滑にすることで不調を取り除き、健やかで美しい身体と心をつくることを目的としています。

現在も講演やセミナー、誌上体験などで数多くの女性にＬＨＪのメソッドを体験していただいていますが、特に印象的なのは、終了後のみなさんの輝くような笑顔です。ついさっきまで「年《とし》だから」と諦めていたとは思えない、生き生きとした表情で、みなさん一様に帰途につかれます。

本書では、ＬＨＪメソッドのうち、セルフケアで充分な効果が得られるものを紹介しています。「こんなことで、何かが変わるの？」と思われるかもしれませんが、ゆっくりじっくり続けてみてください。必ず、すばらしい効果を実感していただけます。

みなさんにお願いしたいことは、２つです。

自分の身体の変化を信じること。

そして、「今」を否定しないこと。

まずは「昨日より、少しはグッド」な気分を目指して取り組んでみてください。そのポジティブな気持ちが、あなたの身体と心に、たしかなハリとうるおいをもたらしてくれるに違いありません。

木村友泉《きむらゆうみ》

「うるおいリンパ流し」で髪・首・手がみるみる潤う！　目次

PART 2 髪・首・手のうるおいはリンパケアで取り戻す

PART 3 やってみましょうまいにち! うるおいリンパ流し

PART 4

リンパがきれいに流れる身体と心のつくり方

PART 5

おすすめします！「ながらケア」

プロローグ

あなたの身体はきっと変えられる

まずは、やってみましょう
――身体は「ちょっとしたこと」で変化する

さっそくですが、「ちょっとしたサプライズ」を、まずはみなさんに体験していただきましょう。

背筋を伸ばして立ってください（イスに腰かけても結構です）。そして、両方の手のひらを顔の前で合わせ、左右の中指の長さを見くらべてみてください。

ぴったり同じでしょうか？　多くの方は、中指の長さに多少の差があると思います。

実はこの差は、あなたの日常生活によって生まれたものです。左右の腕の使い方の違いによって、指の長さに差ができているのです。

では、この長さを、今からそろえたいと思います。

「そろえるって？　できるの？」――みなさんの、そんな声が聞こえてきそうです。

でも大丈夫！　次ページに挙げるとっても簡単な方法を試してみてください。

ほら、左右の中指の長さが、さっきよりそろっていませんか？

①中指が短かった腕のほうの肩を、同じ側の指先でチョンチョンッとさわります。
（右が短かった場合、右の肩を右手の指先でチョンチョンッとさわる）

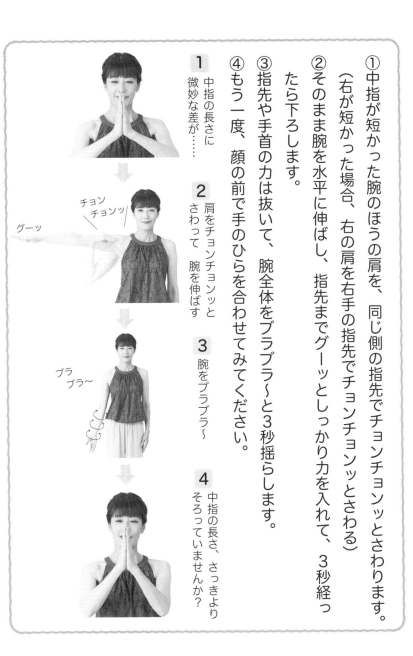

②そのまま腕を水平に伸ばし、指先までグーッとしっかり力を入れて、3秒経ったら下ろします。

③指先や手首の力は抜いて、腕全体をブラブラ〜と3秒揺らします。

④もう一度、顔の前で手のひらを合わせてみてください。

1 中指の長さに微妙な差が……

2 肩をチョンチョンッとさわって　腕を伸ばす

3 腕をブラブラ〜

4 中指の長さ、さっきよりそろっていませんか？

身体は簡単に変わってしまうけれど、簡単に変えられもする

固く縮んでしまった筋肉を元に戻しましょう

前節のサプライズは、いかがでしたか？　長さの差が縮まらなかったという方は、何度かやってみてください。次第に、左右の差が小さくなっていくでしょう。

この方法を通して、私がみなさんに伝えたかったのは、次の2つです。

ひとつは、「身体は簡単に変わってしまう」ということ。

もうひとつは、「身体は簡単に変えられる」ということです。

私たちの身体は、筋肉を使うと固くなり、縮んでしまいます。固く縮んだ筋肉をゆるめてあげると、どうなるでしょう。そうです、私たちの本来の姿に戻るのです。

中指チェックは、固く縮んだ筋肉を振動によってゆるめ、本来の姿に戻したのです。やったことと言えば、腕に力を入れたあとにブラブラと振っただけ。ちょっとしたことで、身体はいつでも本来の姿に戻せるということを、まずは知ってください。

脳を巻き込んじゃいましょう！

中指の長さチェックの中で、「肩にチョンチョンッとさわる」という動作がありましたよね？　これは、何のための動作だったと思いますか？

実は、肩にチョンチョンッと触れたのは、「今からここ（肩）を刺激しますよ」と脳に伝えるための動作だったのです。

大切なポイントは、「軽く触れること」です。ドンと強い力を与えるのではなく、あたかも小さな物音にじっと耳を澄ますように、ほんの微かな刺激を肩に感じた脳に、「あれ？　何かあったかな？」と、肩にさらに注意を向けさせることが大切なのです。

私たちの身体は、脳が司《つかさど》っていますから、「身体を変えたい」と思うなら、「脳を巻き込んでいくこと」が、とても大切です。「脳を巻き込む」の反対は、「効果を疑う」です。料理でも、「大丈夫かな？」より「絶対おいしい！」と思ってつくったほうが、じょうずに仕上がりますよね。身体も同じ。今の姿を「何これ？」と疑うのではなく、「大丈夫！　絶対よくなる」とポジティブに捉えたほうが、きっと効果が得られやすくなるはずです。そんな心持ちで、本書を読み進めてみてください。

column

LHJの理念

私が主宰する「LHJ」には、LIFE（人生）も、HEALTH（健康）も、JOY（楽しみ）しながら謳歌《おうか》するという想いを込めており、身体の不調（時には心の不調も）を取り除くことで、健やかで楽しい毎日を送れる方々が増えてほしいと願いつつ、活動を続けています。

LHJのメソッドの基本原則は、「ゆるめる・育《はぐく》む・慈《いつく》しむ」です。

①微振動で筋肉をゆるめて、②癒着《ゆちゃく》した筋膜《きんまく》を整え（筋膜リリース）、③筋肉と筋膜を労《いたわ》って持続する、という3つのステップが基礎となるのですが、特に②のプロセスでは、相応の痛みが伴うこともあります。

でも、楽をして手に入れたものは、往々にして、すぐに失ってしまいがち。ちょっとつらい思いをしてでも、欲しいものをがんばって手に入れることは、実は楽しいことなのです。

女性にとって「健康的な美」は、自信と生きがいの源です。それらを本当の意味で楽しみながら手に入れるお手伝いができることが、LHJの願いなのです。

PART 1

リンパがきれいに流れれば身体はちゃんと潤う

「年齢」と「うるおい」

●加齢によるエストロゲンの減少が原因です

年齢を重ねるにしたがって、肌のうるおいが失われていくように感じること、みなさんもあると思います。どうしてでしょうか？　原因のひとつとして挙げられるのが、「うるおいホルモン」とも呼ばれる女性ホルモン「エストロゲン」の減少です。

エストロゲンは8～9歳頃から卵巣で分泌されるホルモンです。分泌量が増加しはじめる12～14歳頃になると初潮を迎え、その後は生理周期と関わりを持ちながら、30代半ばまで活発に分泌されます。そして40代を境に減少しはじめ、閉経後にさらに減少。60代以降には、分泌がほとんどなくなってしまいます。

エストロゲンは、いわゆる「女性らしい体」を形づくるホルモンですが、その働きの一環として「コラーゲン」を生成します。加齢によるエストロゲンの減少に伴って、うるおいの元であるコラーゲンも減少し、髪や肌の状態が保てなくなるのです。

年齢にともなってエストロゲンが変化します

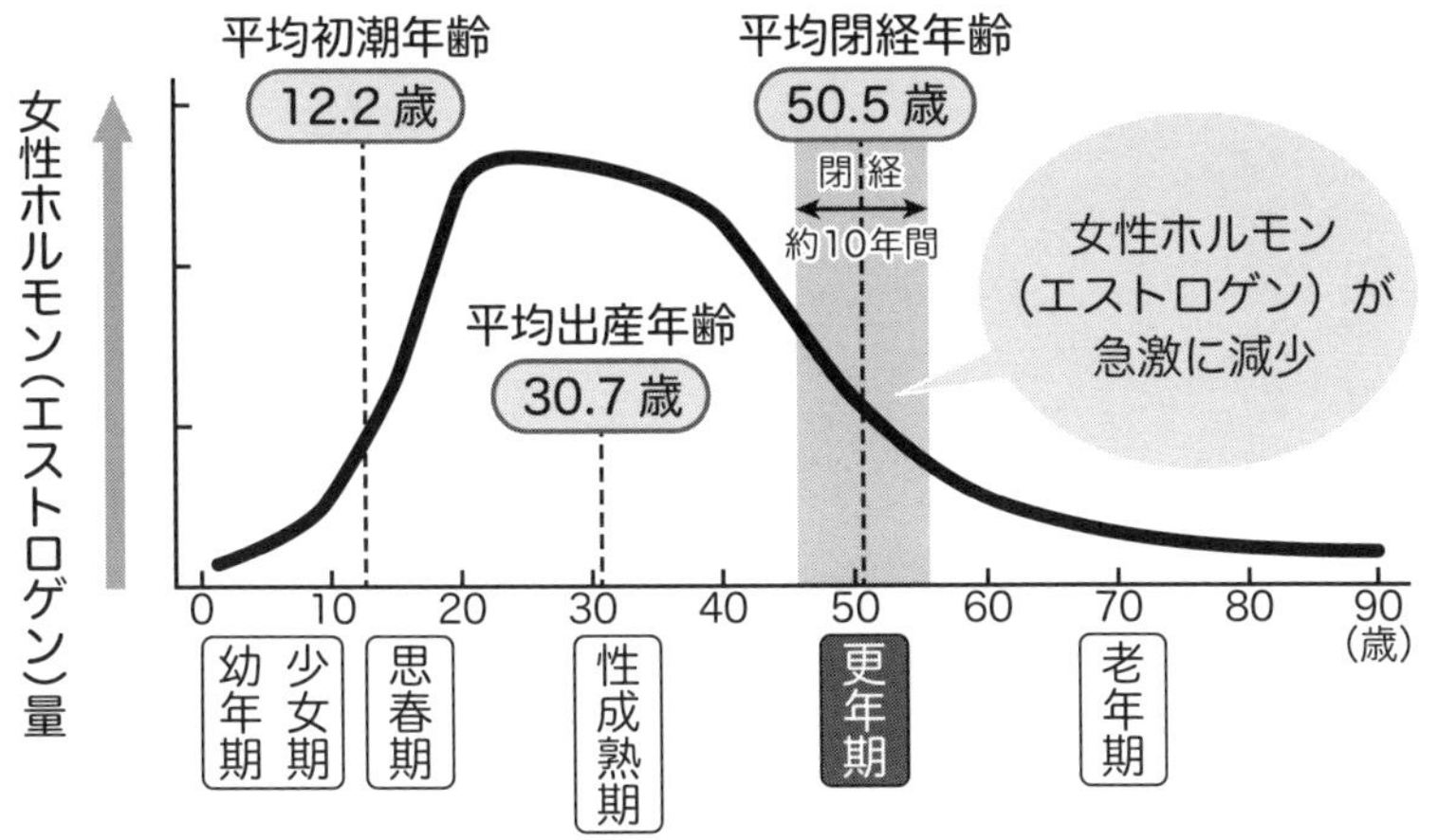

血液やリンパ液の流れが滞ることも原因

コラーゲンには「水分の保持」のほかにもうひとつ、「血管やリンパ管をしなやかに保つ」という働きがあります。血管は文字通り「血液が通る管」であり、リンパ管は「リンパが通る管」です。

毛細血管から染み出して、酸素や栄養素を身体の各部に送り届けるとともに、二酸化炭素や老廃物を回収する役割を担っている体液のことをリンパ液（間質液《かんしつえき》）と言います。

コラーゲンの減少とともに、筋力の低下もあいまって、血液やリンパ液の流れが滞りがちになり、栄養素や水分が髪や肌に行き渡りづらくなると、うるおいが失われてしまうのです。

リンパってなぁに？

◎ひとくちに「リンパ」といっても……

「リンパ」という言葉。近年特によく耳にするようになりましたが、ここで改めて、「リンパ」について説明しておきたいと思います。

ひとくちに「リンパ」といっても、「リンパ」「リンパ液」「リンパ管」「リンパ節」「リンパ球」など、形態や働きによってさまざまなものがあります。全部をひっくるめてしまうとわかりにくくなってしまうので、それぞれの働きを説明します。

「リンパ液」「リンパ管」「リンパ節」「リンパ球」など、リンパの仕組み全体のことを「リンパ系」と呼び、その主な働きには、大きく3つのものがあります。

①余分な間質液の吸収と運搬
②老廃物や脂肪などの運搬
③病原菌の撃退と処理

◎とてもありがたい存在です

「リンパ系」のそれぞれについて、簡単に説明していきましょう。私たちにとって、とてもありがたい存在であることを知っておいてください。

①リンパ

リンパ管の中を流れている体液のこと。リンパ球やマクロファージ（大食細胞《たいしょくさいぼう》）、細胞から排出された二酸化炭素や老廃物などを含んでいます。

②リンパ液

①のリンパと血液以外の体液で、細胞間組織（間質《かんしつ》）にあります。血液中の「血漿《けっしょう》」、また「間質液《かんしつえき》」とほぼ同等と考えてください。

③リンパ管

①のリンパが流れる管のことです。血管に沿って、網目のように全身に張りめぐらされています。毛細リンパ管が集まって集合リンパ管となり、リンパ本幹として最終的に静脈に注ぎ込んでいます。

④リンパ節

リンパ管の随所にある、粒状の器官のことです。①のリンパの中の病原菌などは、ここでくい止められて退治されます。

⑤リンパ球

①のリンパの中にある白血球の一種です。体内に侵入した細菌やウイルスなどと闘います。

リンパ・血液・間質液（リンパ液）

●「体液」には3つあります

私たちの身体に含まれる水分は体重の約60％と言われ（成人の場合）、その水分のうち細胞の外側にあるものが「体液」で、体液には大きく分けて「リンパ」「血液」「間質液（リンパ液）」があります。

「リンパ」は、リンパ管の中にある体液で、間質液（リンパ液）の一部が流れ込んだものです。リンパ管は静脈に合流しており、最終的にリンパは血液に戻っていきます。

「血液」は血管の中にある体液で、私たち人間の場合は、体重の約8％と言われています。心臓と血管の働きによって体内を循環し、さまざまな物質を運んでいます。

「間質液（リンパ液）」は細胞の周囲にある体液で、細胞と直接やりとりをしています。酸素や栄養素を細胞に供給するとともに、細胞が排出した二酸化炭素や不要になった老廃物などを受け取っています。本書では以下、「リンパ液」と呼びます。

3つの体液（模式図）

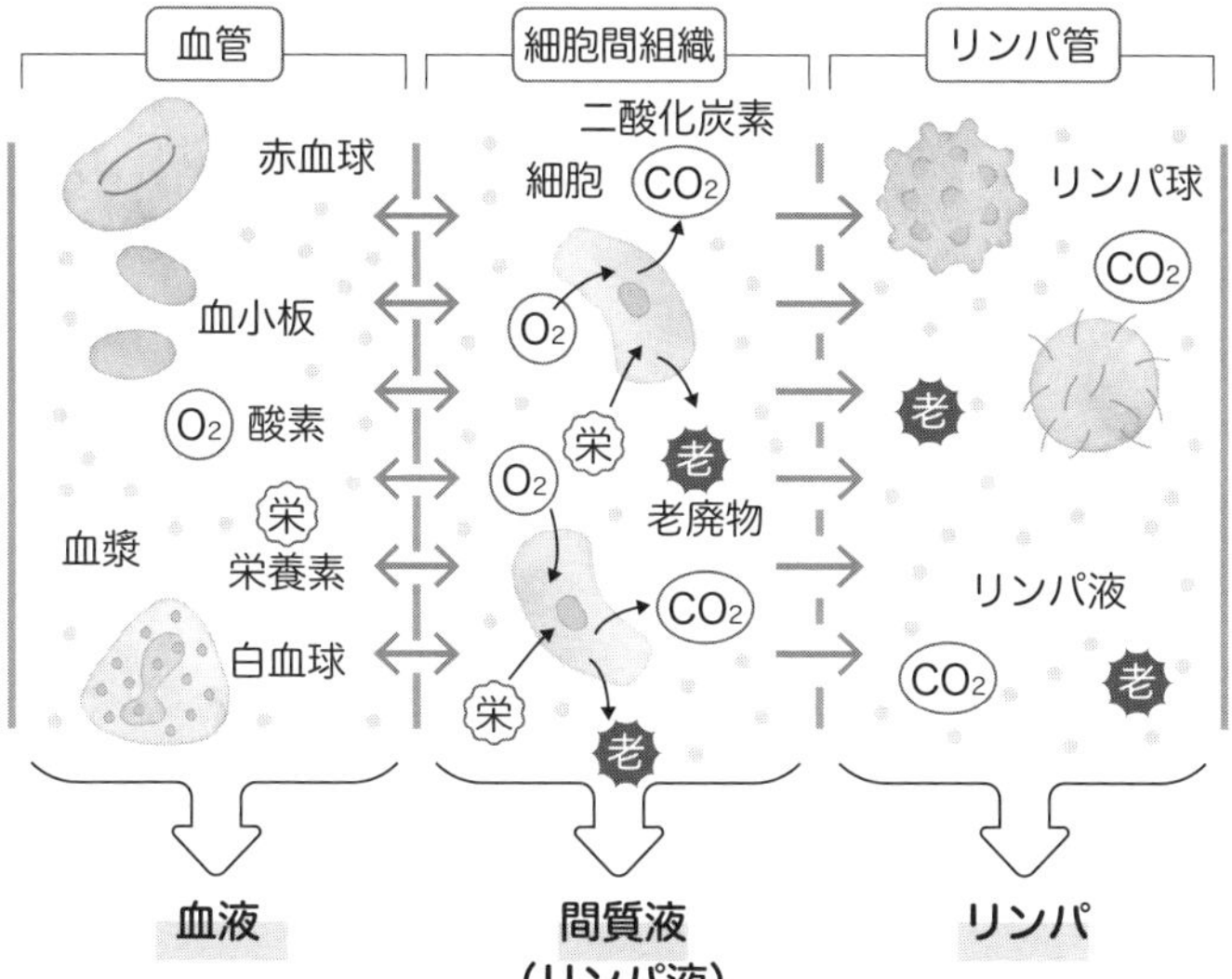

体液全部が全身を循環しています

「リンパ」「血液」「リンパ液」の3つの体液は、それぞれがまったく別々のものというわけではなく、存在する場所によって呼び名が変わると考えてください。

つまり、「血液」の液体成分である「血漿《けっしょう》」が血管から細胞間組織（間質）に染み出たものが「リンパ液」であり、「リンパ液」がリンパ管に入ったものが「リンパ」というわけです。

そして、全体としてこれらの体液が、全身をくまなくめぐっているのです。

リンパと血液

●血液は「循環」しています

「血液」の液体成分である「血漿《けつしょう》」が細胞間組織（間質）に染み出てリンパ管に吸収されると「リンパ」となるわけですが、ここで、血液とリンパの違いを、改めて見ておきましょう。

血液は、私たちの身体の中をグルグルと「循環」しています。液体成分の「血漿」と「白血球」「赤血球」「血小板《けつしょうばん》」などで構成されています。わずかに粘度があり、血管の外に出ると凝固します。

血液は心臓から送り出されて動脈を通り、全身の毛細血管にまで達して組織や細胞、臓器に酸素や栄養素を供給したあと、二酸化炭素や老廃物を回収して静脈を通りながら心臓へ戻ってきます。二酸化炭素を肺で酸素に交換した血液は心臓に戻り、再び全身の動脈へと送り出されます。

リンパは「一方通行」です

では、「リンパ」はどうでしょうか?

リンパは「毛細リンパ管」から流れがスタートし、全身から集められて静脈に注ぎ込んでいます。つまり、「一方通行」なのです。

もう少し具体的に言うと、リンパは、たくさんの毛細リンパ管が合流した「集合リンパ管」に流れ込んだあと、頸部《けいぶ》、鎖骨部、胸部、腰部《ようぶ》などにある「リンパ本幹」に合流し、「胸管《きょうかん》」を通って静脈に戻っていきます。

血液にくらべると流れがとても遅く、12~24時間ほどかけて静脈に到達します。リンパは血液よりも粘度が低く、サラサラで凝固しないので、流れがゆっくりでも詰まってしまうということはありません。

血液は赤い色をしていますが、これは赤血球の色です。一方のリンパはほとんど透明ですが、実際には少し黄味を帯びています。

もちろん、リンパ管を血管の支流と考えれば、リンパも循環していると言ってもよいと思います。

リンパとエイジング（加齢）

●年を取るとリンパが流れにくくなります

私たちは年齢を重ねると、身体の機能がどうしてもだんだんと衰えてきます。リンパやリンパ液の流れも、例外ではありません。

ある研究によると、若いときには「密」であったリンパ管のネットワークが、加齢とともに「まばら」になっていくことがわかっています。

つまり、年齢を重ねるほどにリンパ管の網の目がバラバラになり、リンパやリンパ液の流れが悪くなるということです。

もちろん個人差はあるでしょうが、私たちは年齢を重ねると、リンパ管のネットワークがまばらになっていき、若いときほど盛んにはリンパやリンパ液が流れなくなっていくということなのです。そしてそれが原因となって、髪や首、手肌にも望ましくない影響が表れてくることは、容易に想像できます。

●肥満もリンパの流れを妨げます

また、加齢によって「新陳代謝」が衰え、多くの方が太りやすくなります。

肥満とは、要するに「皮下脂肪」が増えることです。

リンパ管の多くは皮下脂肪の中を通っていますから、増えすぎた皮下脂肪がリンパ管を圧迫してしまい、その結果、リンパが流れにくくなることも考えられます。

さらに、加齢に伴って、どうしても運動不足になってしまいます。ただでさえ筋力の低下が避けられないところに、運動不足が重なれば、衰えに拍車がかかってしまいます。

血液のポンプ役は「心臓」ですが、リンパやリンパ液のポンプ役は、主に「筋肉」です。その大事なポンプ役が衰えてしまえば、当然、リンパやリンパ液の流れも低下してしまいます。

年齢を重ねることによって身体の機能が衰えたり、髪や首、手肌のハリやツヤ、うるおいが失われたりしていくのは、こうした加齢によるリンパやリンパ液の流れが停滞してしまうことが、大きな原因のひとつになっているのです。

リンパが流れるメリット

●「いいこと尽くし」の毎日を送りましょう

リンパやリンパ液が適切に流れることのメリットは、たくさんあります。

①代謝が高まる
②体内の異物・老廃物の排出が円滑になる
③自律神経やホルモン分泌のバランスが良好に保たれる
④免疫力が高まる
⑤むくみや冷え性などの不調が改善する

そのほかにも「恩恵」はたくさんありますから、「リンパがきれいに流れる身体づくり」を、積極的に目指したいものですね。

リンパがきれいに流れると……

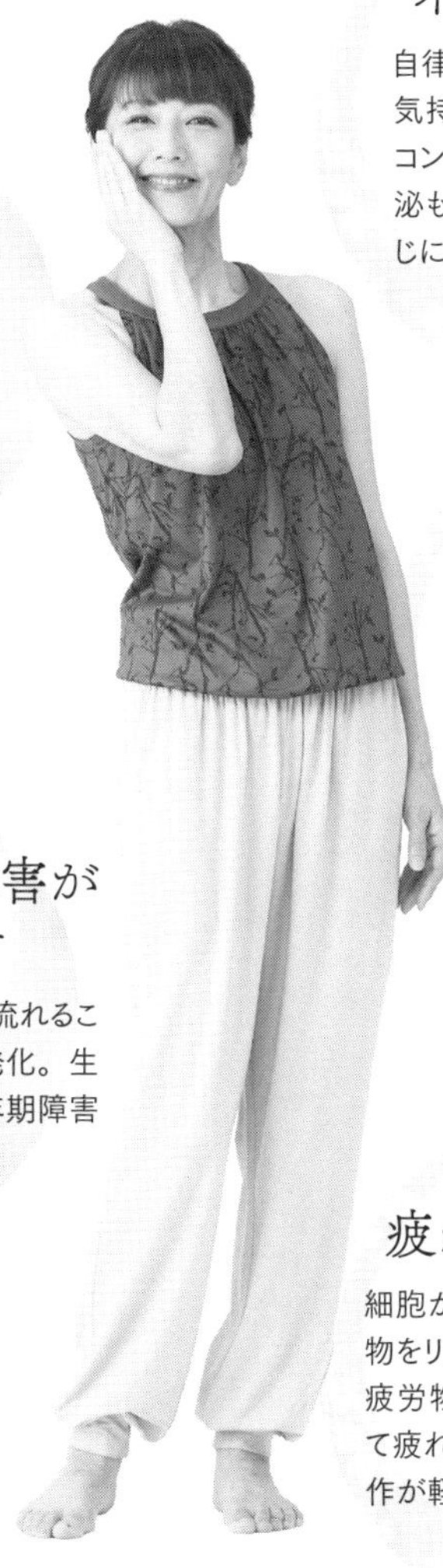

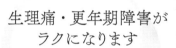

イライラしません

自律神経のバランスが整い、気持ちが安定します。感情をコントロールするセロトニンの分泌も盛んになり、ストレスを感じにくくなります。

痛みがなくなります

肩こりや腰痛、頭痛など、痛みの多くはリンパの滞留が原因です。細胞一つひとつに酸素や栄養素が行き渡り、二酸化炭素や老廃物もスムーズに回収されれば、痛みは軽減します。

肌のツヤ・ハリがよみがえります

皮膚細胞にも酸素や栄養素が行き渡り、ハリとみずみずしさがアップ。シワやくすみも減って肌本来の美しさが回復します。

生理痛・更年期障害がラクになります

子宮まわりのリンパがきれいに流れることで女性ホルモンの働きが活発化。生理痛、生理不順、不妊、更年期障害などの軽快につながります。

疲れにくくなります

細胞が代謝したあとに生じる老廃物をリンパが適切に回収すれば、疲労物質がうまく体外に排出されて疲れが残らないので、身体や動作が軽く感じられるようになります。

リンパがきれいに流れる身体づくり

●「リンパが流れやすい身体をつくること」が目標です

リンパやリンパ液については、「流す」という表現がよく使われますが、生きている限り血液の流れが止まることがないように、実はリンパやリンパ液も絶えず流れ続けています。

ですから、本書のタイトルも「リンパ流し」と銘《めい》打ってはいますが、意図としては「流すこと」自体ではなく、「きれいに流れる」、つまり、「リンパやリンパ液が流れやすい身体をつくること」が本懐《ほんかい》です。

私のＬＨＪメソッドでは、リンパが流れやすい身体をつくるために、リンパ管の中を流れるリンパだけではなく、リンパ液の流れにも働きかけます。

その具体的な方法が、①ゆるめる（固くなった筋肉をゆるめる）、②育《はぐく》む（癒着《ゆちゃく》したり硬化したりした筋膜《きんまく》を整える）、③慈《いつく》しむ（自分の身体を労《ねぎら》う）です。

●「リンパ液」をきれいに流し続けましょう

LHJメソッドでは、リンパ管の中を流れるリンパだけではなく、リンパ液にもアプローチします。リンパ液は細胞の間を満たして、細胞に酸素や栄養素を届け、二酸化炭素や老廃物を引き取っていることは、先に説明しました。リンパだけでなく、このリンパ液をきれいに流すことができれば、衰えがちだった代謝機能も健全に回復し、髪や肌もハリやツヤ、うるおいを取り戻すことができるはずです。

田んぼにたとえれば、わかりやすいと思います。田んぼにきれいな水がたっぷりとあり、しかもきれいに滞りなく流れていれば、よいお米が実るはずです。一方、水が少なく、滞ってしまっていたら? 特にリンパ液は、私たちの体内をゆっくりと、よどみなく流れていることが理想なのです。

リンパ液は田んぼの水のようなものです

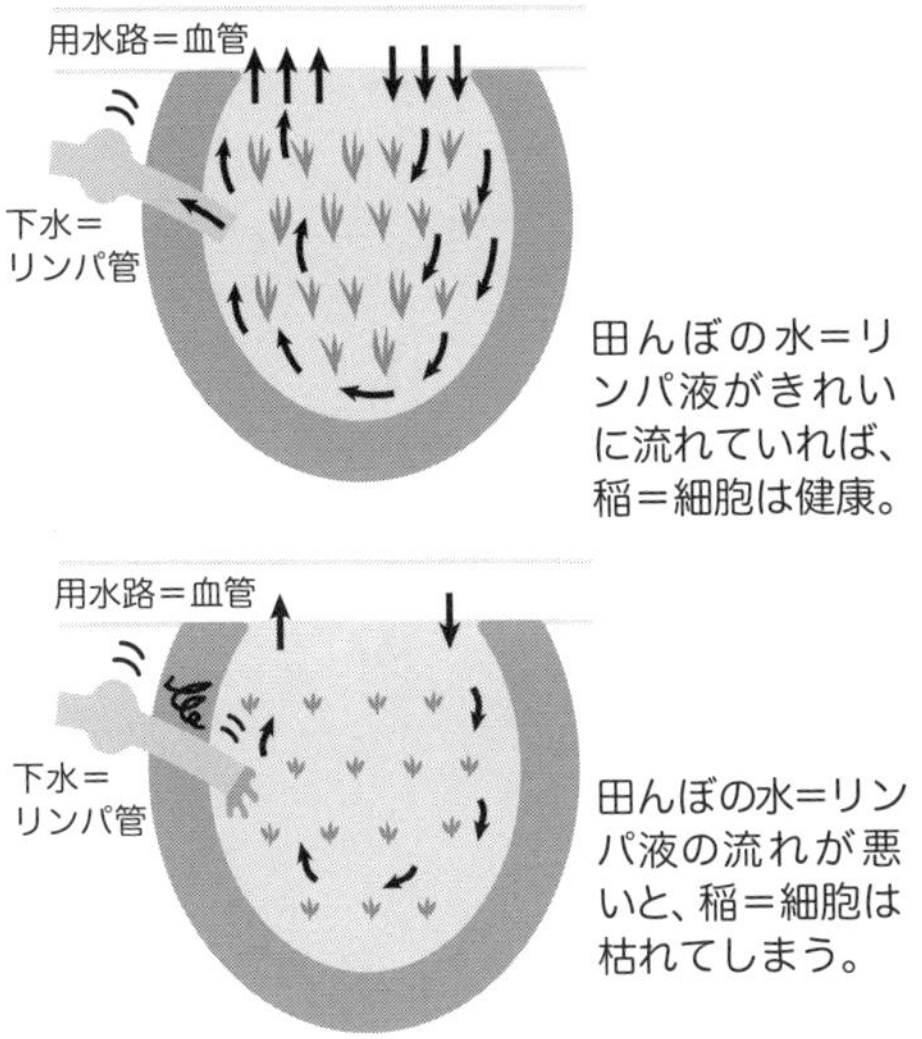
用水路＝血管
下水＝リンパ管
田んぼの水＝リンパ液がきれいに流れていれば、稲＝細胞は健康。
用水路＝血管
下水＝リンパ管
田んぼの水＝リンパ液の流れが悪いと、稲＝細胞は枯れてしまう。

リンパケアでうれしい効果

●「微振動」で筋肉をゆるめましょう

PART3以降で紹介する「うるおいリンパ流し」や「ながらケア」などのリンパケアでまず大事なのは、リンパやリンパ液を流す役割を果たす「筋肉」をゆるめることです。

日頃の習慣や動作のクセ、あるいは加齢によって固くなっている筋肉をゆるめずにアプローチしても効果が上がりませんし、ケガや痛みの原因にもなります。

「ゆるめる」といっても、激しく動かしたり強くもんだりする必要はありません。微振動でやさしく揺らして、わずかな刺激を与えるだけで、筋肉は充分にゆるみます。

添える手も、肌にきつく押しつけるのではなく、軽く触れる程度で大丈夫です。1枚のティッシュペーパーを手のひらと頬の間に挟んで、何もしなければ落ちないけれど、もう一方の手で引き抜けばスッと抜けるくらいの軽い圧力で充分です。

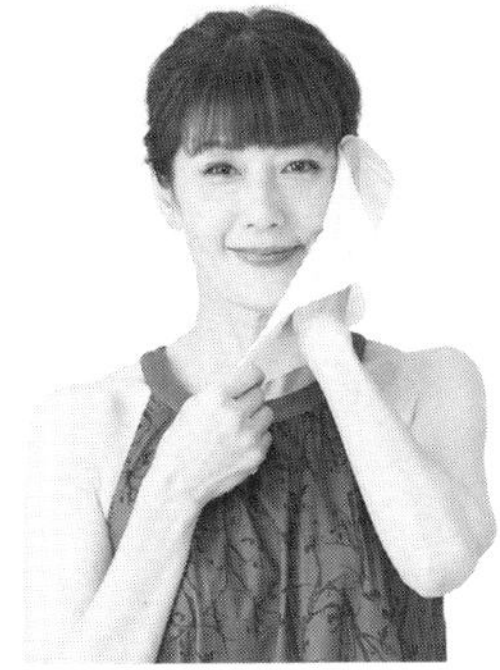

挟んだティッシュペーパーが……

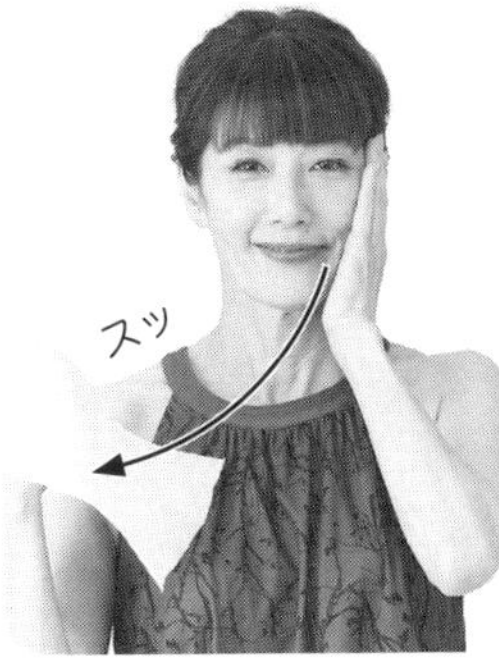

スッと抜けるくらいの軽い圧力で大丈夫。

ケアを習慣づけることが大切です

もうひとつ、リンパケアに大切なのが「順番」です。頭皮や首、手肌など、気になる部分に集中してケアをしがちですが、それは逆効果です。まずは大きな筋肉をゆるめて、リンパやリンパ液の流れる道を整えてあげることが先決です。

髪や首をケアしたければ、まずは肩や鎖骨まわりの筋肉をゆるめ、それから首、顔、頭、手とほぐしていくと、リンパやリンパ液の流れが全体に行き届きやすくなります。

普段、無意識にとってしまっている悪い姿勢やクセが、筋肉を固くしてリンパやリンパ液の流れを妨げますので、毎日少しの時間でもリンパケアを習慣づけることが大切です。続ければ必ず効果は表れますから、ぜひ習慣にしてみてください。

column

リンパケアとの出合い

私は、LHJを主宰する一方で、薬剤師でもあります。リンパケアとの出合いは、調剤薬局に勤務していた頃のことです。

ご存じの通り、薬局には毎日、たくさんの人が身体の不調を抱えて訪れます。私たち薬剤師は医師の処方に従って、患者さんに適切に薬を提供するのですが、同じ患者さんが同じ不調のために何度も通って来られるのを見ているうちに、薬の効果にひとつの限界を感じるとともに、「薬に頼らずに症状をよくすることはできないのかな？」という思いを強く抱くようになったのです。

そんなときに知ったのが「リンパケア」でした。実際に、偏頭痛に長年悩んでいた同僚にリンパケアを施すと、見事に快癒《かいゆ》したのです！

この体験が、私の考えに大きな変化をもたらしました。薬も必要だけれど、「身体が本来持つ力」を取り戻してあげることのほうがもっと大事――そうした思いを支えに、「自分自身を大切に扱い、そして人生や健康について謳《うた》うように楽しめる場」を提供してゆくことを使命として、活動を続けています。

PART 2

髪・首・手のうるおいは リンパケアで取り戻す

髪・首・手と「リンパがきれいに流れる身体」

●髪や肌は健康のバロメーターです

髪や肌（皮膚）は、身体のいわば「末端（外側）」にあります。PART1で述べた通り、血液やリンパ液が、私たちの身体のすみずみまで、酸素や栄養素を届けていますが、これらが滞ると、酸素や栄養素が行き渡らなくなります。その影響を大きく受けるのが、髪や肌なのです。その意味で髪や肌は、血液やリンパ、リンパ液が適切に機能しているかどうかを測るバロメーターと言ってもよいでしょう。

頭部には人体の司令塔とも言うべき脳がありますから、たくさんの酸素や栄養素が必要であり、毛細血管やリンパ管も必然的にたくさんあります。また、頭皮にも筋肉はあるので、その隙間はリンパ液で満たされています。

加齢とともに髪が細くなったり薄くなったりするのは、頭皮が固くなっているからです。これをゆるめてあげれば、リンパ液の滞留も解消されます。

頭皮を揺らして髪をよみがえらせましょう

頭皮のリンパケアの具体的な方法はＰＡＲＴ３に譲りますが、ひとつだけ注意点があります。

「毛根細胞を刺激する」などと言って、頭頂部を集中的にブラシなどで激しく叩くケアがありますが、これはおすすめできません。というのも、頭頂部には筋肉がなく、「帽《ぼう》状腱膜《じょうけんまく》」という薄い膜があるだけなので、強い刺激は厳禁なのです。

リンパ液の滞留を解消するには、やさしく揺らすだけで大丈夫だと、先に説明しました。筋肉がゆるめば振動も伝わりやすくなり、リンパ液の滞留も解消されるので、頭皮をやさしく揺らすだけでも、髪にうるおいをよみがえらせる効果は、充分に期待できるのです。

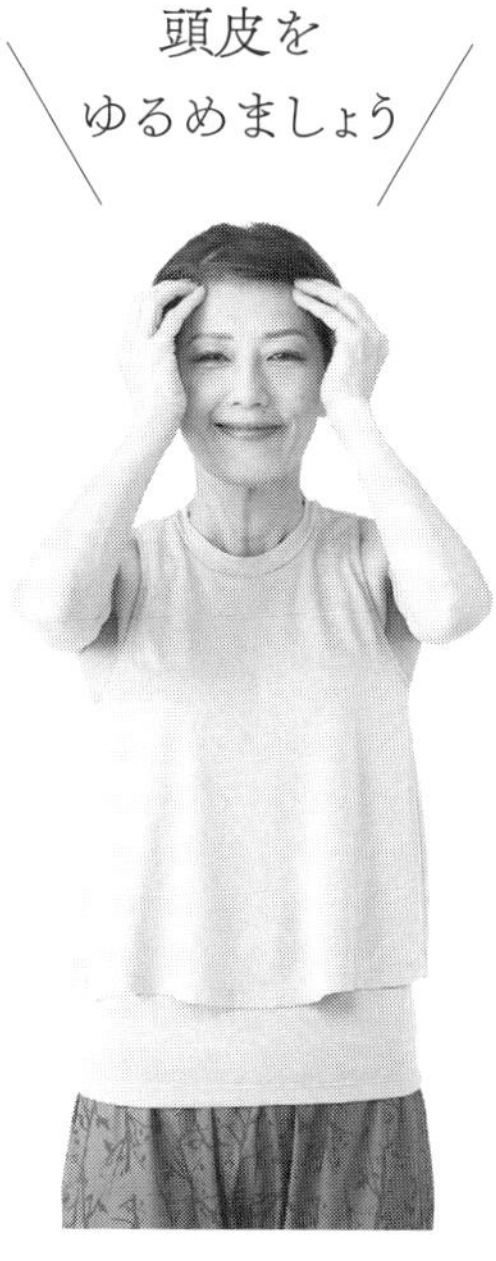

真皮の変性が肌のうるおいやハリを奪う

●コラーゲンの減少が肌の衰えを促します

肌（皮膚）の「シワ」と「たるみ」は、加齢による真皮の変性で生じます。皮膚は大きく分けて、表面を覆っている「表皮《ひょうひ》」と、その下（内側）の「真皮《しんぴ》」の2つの層でできており、皮膚の衰えに特に関係しているのが、真皮です。

真皮の大部分は、「コラーゲン」という線維状のたんぱく質でできていて、コラーゲンがベッドのスプリングのように網目状に分布し、肌にハリを生み出しています。ところが年齢を重ねると、コラーゲンの量が減るとともに、紫外線などの影響で変性しやすくなり、スプリングが壊れたベッドのように、皮膚の弾力が低下します。

また、コラーゲン線維の間には、「ヒアルロン酸」と呼ばれる成分が存在し、肌のみずみずしさを保っていますが、コラーゲンの量や構造が変化すると、ヒアルロン酸も減少してしまいます。

肌（皮膚）の仕組み

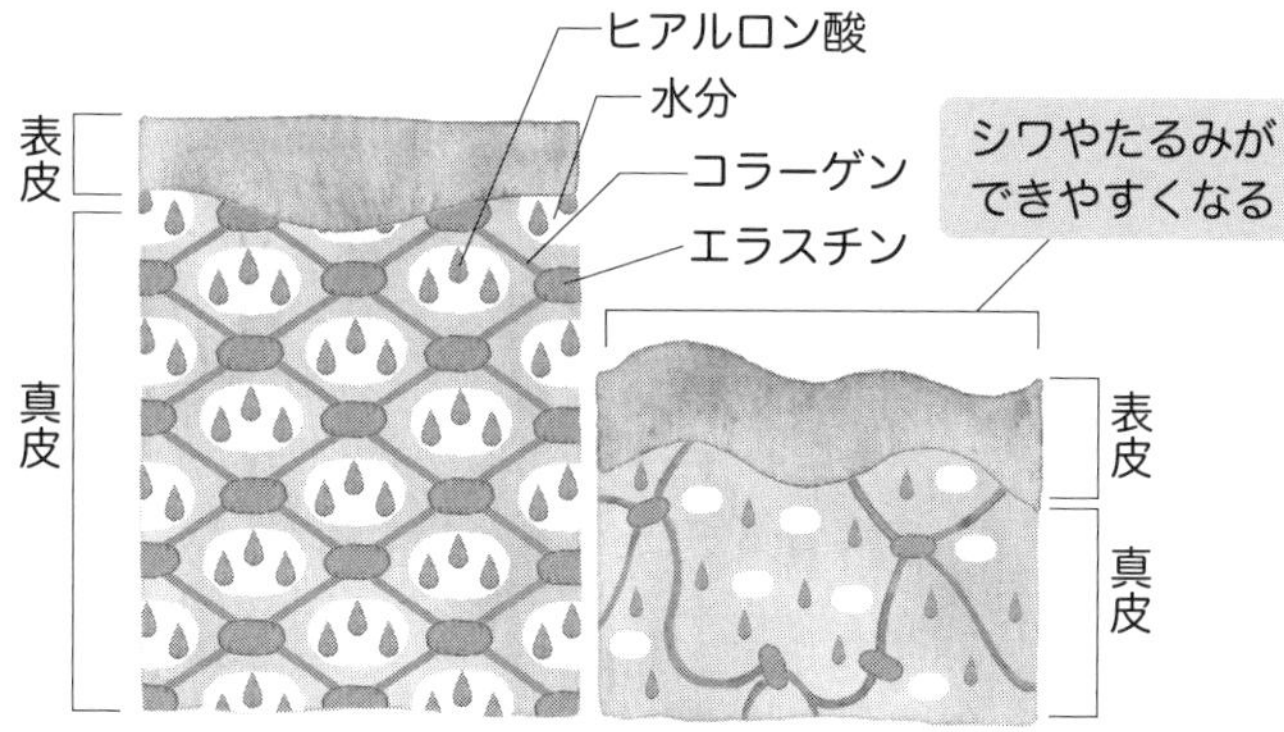

シワ・たるみ・むくみもリンパケアで解消！

真皮の老化は表皮にも影響します。表皮は通常、真皮から栄養素を受け取って新陳代謝（ターンオーバー：40ページ参照）を繰り返し、きめの細やかなすべすべの肌を維持していますが、真皮が劣化すると表皮の新陳代謝も衰え、肌がカサつきはじめます。

こうした変化により、皮膚はゴム風船の空気が抜けるようにしぼんで薄くなって、肌本来のうるおいとハリが失われ、シワやたるみが生じてしまうのです。

また、シワやたるみと同様に、「むくみ」も気になるところです。むくみとは、水分の代謝が不調をきたすことで生じるものですが、こうしたシワ・たるみ・むくみも、筋肉をゆるめ、リンパとリンパ液がきれいに流れる身体をつくることで、解消できるのです。

3つの「腔」

「老け感」は身体バランスがつくっています

女性ホルモンの分泌が低下しはじめる40代を過ぎると、髪や首元、手だけでなく、身体全体に「老け感《ふかん》」がまとわりついているような気になりませんか？

いわゆる「更年期」の不調がだんだんと気になる時期でもあり、「年《とし》だから仕方がないか……」と、半ば諦めてしまう方も多いのではないでしょうか？

でも、周りを見回してみてください。例えば同じ50代でも、人によって「老け感」は違うはずです。実はこの差、「身体バランス」が大きく関係しているのです。

身体バランスについて、私はいつも「3つの『腔《くう》』」で説明しています。

ひとつめの腔は「口腔《こうくう》」で、鼻から首を指します。次が「胸腔《きょうくう》」で、肩から横隔膜《おうかくまく》のあたりが該当します。肋骨《ろっこつ》の中と考えてもよいでしょう。そして最後が「腹腔《ふくくう》」で、横隔膜《おうかくまく》の下から脚のつけ根のあたりまでです。

身体バランスと「腔」

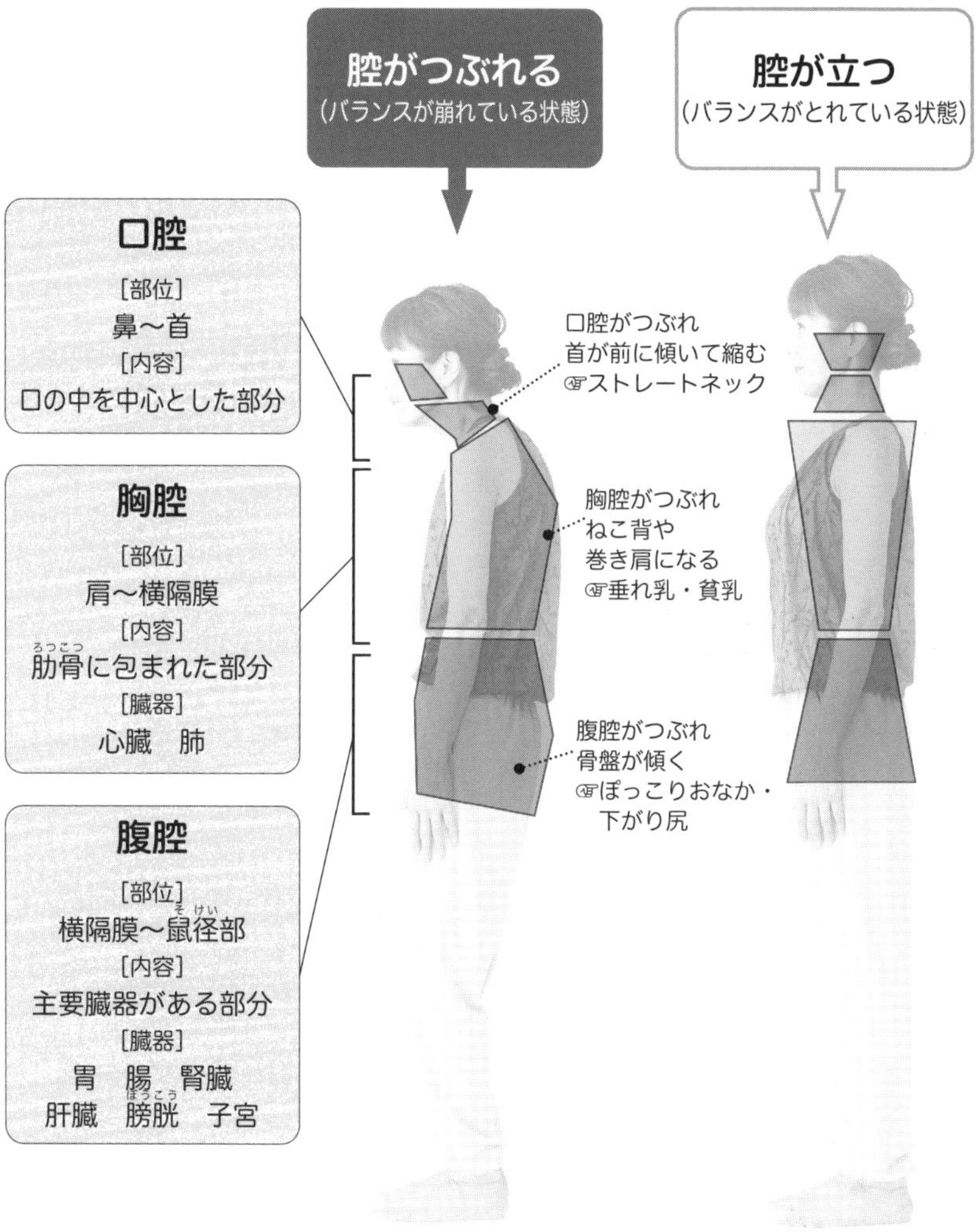

腔がつぶれる
（バランスが崩れている状態）
腔が立つ
（バランスがとれている状態）
口腔
［部位］
鼻～首
［内容］
口の中を中心とした部分
胸腔
［部位］
肩～横隔膜
［内容］
肋骨《ろっこつ》に包まれた部分
［臓器］
心臓　肺
腹腔
［部位］
横隔膜～鼠径《そけい》部
［内容］
主要臓器がある部分
［臓器］
胃　腸　腎臓
肝臓　膀胱《ぼうこう》　子宮
口腔がつぶれ
首が前に傾いて縮む
☞ストレートネック
胸腔がつぶれ
ねこ背や
巻き肩になる
☞垂れ乳・貧乳
腹腔がつぶれ
骨盤が傾く
☞ぽっこりおなか・
下がり尻

●正しい姿勢と悪い姿勢

3つの「腔」が縦一列に連なり、それが二本の足でまっすぐに支えられている状態──それが、私たち本来の「正しい姿勢」です。「老け感」がある女性の多くは、胸腔が後方に、腹腔が前方に傾いて、3つの「腔」が屈曲していることが多いものです。

試しに、背中を壁につけて立ってみてください。

①後頭部と②背中（肩甲骨）、③お尻、④かかとの4点が壁につくのが理想的なのですが、いかがでしょうか？　悪い姿勢は「垂れ乳」「ぽっこりおなか」「下がり尻」などにもつながります。

3つの「腔」が整然と並んでいると、とても安定感のある状態が持続できます。立つことに対して、無理な負荷がかかりません。負荷がかからないということは、筋肉がリラックスしてゆるんでいる状態。つまり、「リンパがきれいに流れる身体づくり」ができている、ということです。

見た目だけでなく、身体の内側も健康でいきいきとした状態を手に入れたいと思うなら、この「腔」の意識が、とても役に立ちます。

壁に背をつけて立つと身体のゆがみがよくわかります

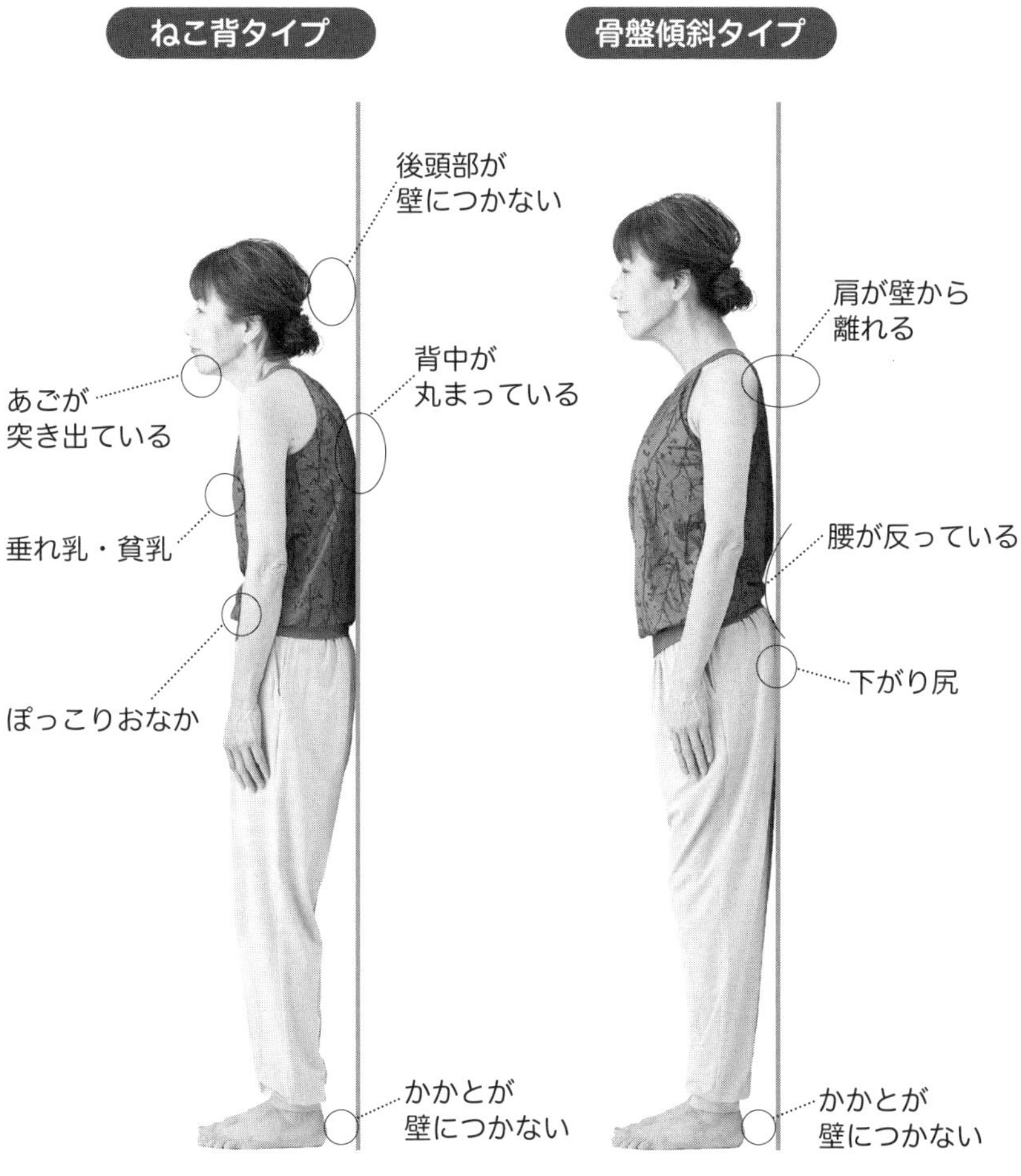

「老け手」にもリンパケアが効果的

●ふっくら潤う手になりましょう

身体の中で、「老け感」を感じやすい部位は、どこだと思いますか？

髪や首もそうなのですが、実は「手」が、もっとも年齢を感じさせる部位なのです。「手を見れば年齢がわかる」というのは、私たち女性には、少しつらい言葉ですよね。

たしかに、家事に育児、介護に仕事にと、毎日の生活の中で大活躍する「手」は、消耗が激しい部位のひとつです。ある調査によると、手にまつわる悩みの具体的な内容として、20～30代女性では乾燥が、40代以上ではシミやシワ、浮き出る血管などが悩みのタネなのだそうです。

手や首に限らず、シミやシワ、老け感のない健康的な肌を維持するには、肌のターンオーバーを正常に保つことが大切。ターンオーバーとは、簡単に言うと「新陳代謝」のことです。

肌（皮膚）のターンオーバー

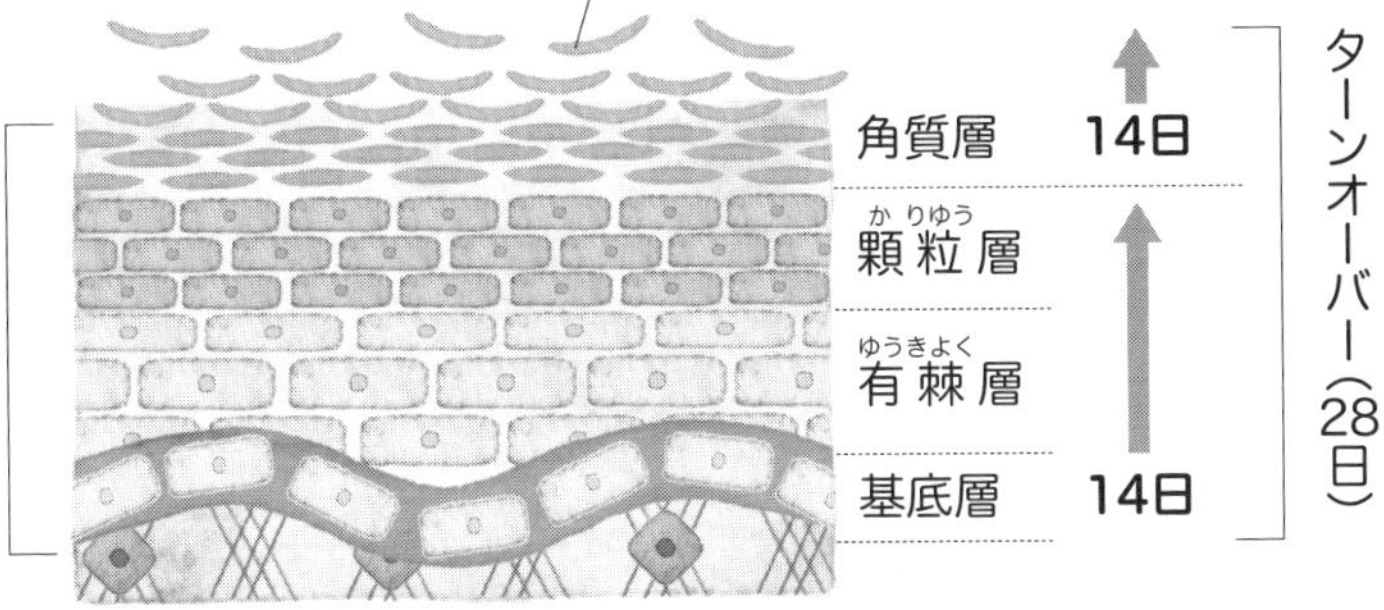

うるおいは中から生まれるものです

ターンオーバーとは、古い角質が自然に剥《は》がれ、新しい細胞が表へ押し出される動きのこと。その周期は約28日が基本と言われますが、年齢を重ねるごとに長期化し、新しい角質に入れ替わりにくくなります。

特に手の肌（皮膚）は、とても薄くて繊細です。乾燥はもちろん、シミやシワ、血管の浮き上がりが目立ちやすい部位です。クリームなどで表面から油分を補充したとしても、さらに内側にある細胞が活性化していなければ、健康な肌への回復も難しくなります。

ここでもやはり、リンパとリンパ液がきれいに流れる身体づくりを行ない、充分な酸素や栄養素が細胞に届くようにすれば、うるおいのある、ふっくらとした手がよみがえることでしょう。

「リンパケア」で健康を謳歌しましょう

●「老化」ではなく「変化」です

年齢を重ねるにつれて、髪がパサついたり細くなったり、薄くなったりする原因のひとつに、女性ホルモンであるエストロゲンの減少があることは、先に説明した通りです。また、首や手など肌のうるおいがなくなっていくのも、エストロゲンの減少に伴うコラーゲンの変性が原因のひとつであることも、先に述べました。

加齢とともにホルモンのバランスが変化するという事実は、どんなケアを行なったとしても変えることができません。けれど、今日からは考え方を変えてください。

ホルモンバランスの変化は、「老化」では決してなく、身体の自然な「変化」なのです。女の子がふっくら柔らかな体つきになったり、男の子が声変わりをしたり……。

そんなふうに私たちの身体は、これまでも常に変化してきたはずです。

「もともと備わっている力」をリンパケアで取り戻しましょう

私たちにとって、年齢を重ねることは、決して悲しいことでも、つらいことでもありません。「変化の過程」と素直にとらえて、悲観するのはもうやめましょう。

悲観的になったり懐疑的になったり、「これじゃダメ」と自分を否定したりするようなネガティブな状態だと、脳も身体にネガティブな指令ばかりを出してしまいます。そんな状態では、どんなに立派なケアを施したところで、その効果は半減どころか、逆効果のほうに働いてしまいます。

みなさん、前向きに行きませんか？

自分の身体に起こっている変化を寛容に受け入れ、いつもポジティブな心持ちで家事や育児、介護や仕事、そしてリンパケアにも取り組みましょう。

はつらつとした美しさや健やかさは、本来誰もが持ち合わせているものです。PART3で紹介する「うるおいリンパ流し」をはじめとするLHJのメソッドは、私たちが本来持つ美しさや健やかさを取り戻すためにあるのです。

column

リンパと免疫

新型コロナウイルス感染症の影響で、「免疫力」という言葉をよく耳にするようになりました。免疫力とは、体内に侵入した細菌やウイルスを排除する仕組みのことですが、この免疫力を担っている大切なもののひとつが、リンパ系です（16ページ参照）。

リンパ節において外敵（細菌やウイルス）を察知すると、免疫細胞であるリンパ球が活性化して異物を駆逐《くちく》します。この仕組みが比較的強ければ「免疫力が高い」となり、弱ければ「免疫力が低い」となるわけです。

リンパ球の働きを健全に保つには、リンパやリンパ液がきれいに流れる身体をつくることが第一ですが、もうひとつ大切なのが、ストレスの少ない毎日を送ることです。

強いストレスに継続的にさらされると、私たちの脳からは抗ストレスホルモンが分泌され、リンパ球の働きが低下してしまうからです。

本書のPART3、PART5では具体的なエクササイズを紹介しますが、健やかな身体と心をつくるためには、できるだけストレスフリーな毎日を送ることを心がけてください。

PART 3

やってみましょう まいにち！うるおいリンパ流し

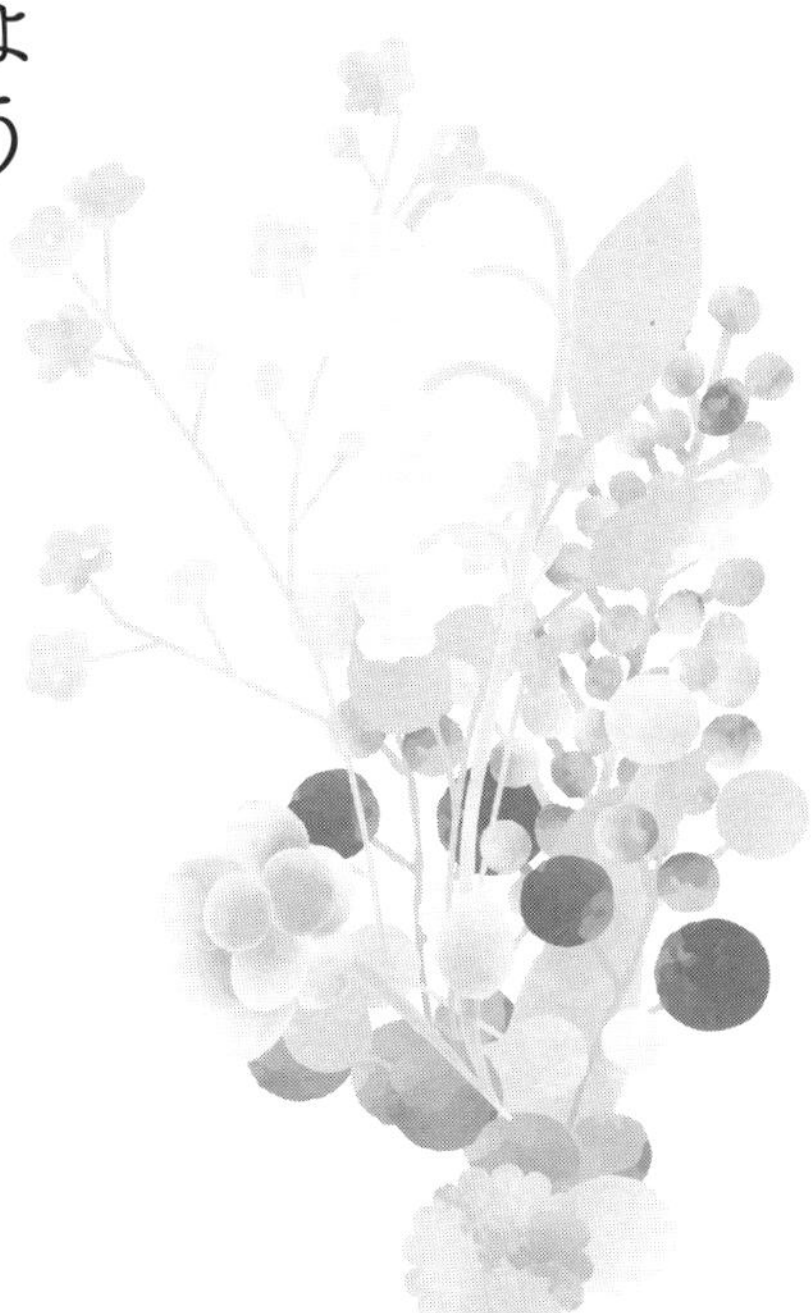

うるおいリンパ流し　ベーシック

●「微振動」でリンパ液は流れます

では、リンパケアを、実際にはじめてみましょう。

「うるおいリンパ流し ベーシック」では、リンパやリンパ液がきれいに流れる身体づくりに効果的なポイントに、「微振動」でアプローチします。

手と頬に挟んだティッシュペーパーがスッと抜ける程度の圧力（29ページ参照）で、容器に入れた水面がわずかに揺れる程度の振動を加えていきます。

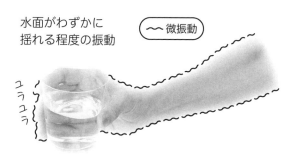

うるおいリンパ流し
BASIC

1 下あご

酷使しているあごの周りの筋肉をゆるめましょう。

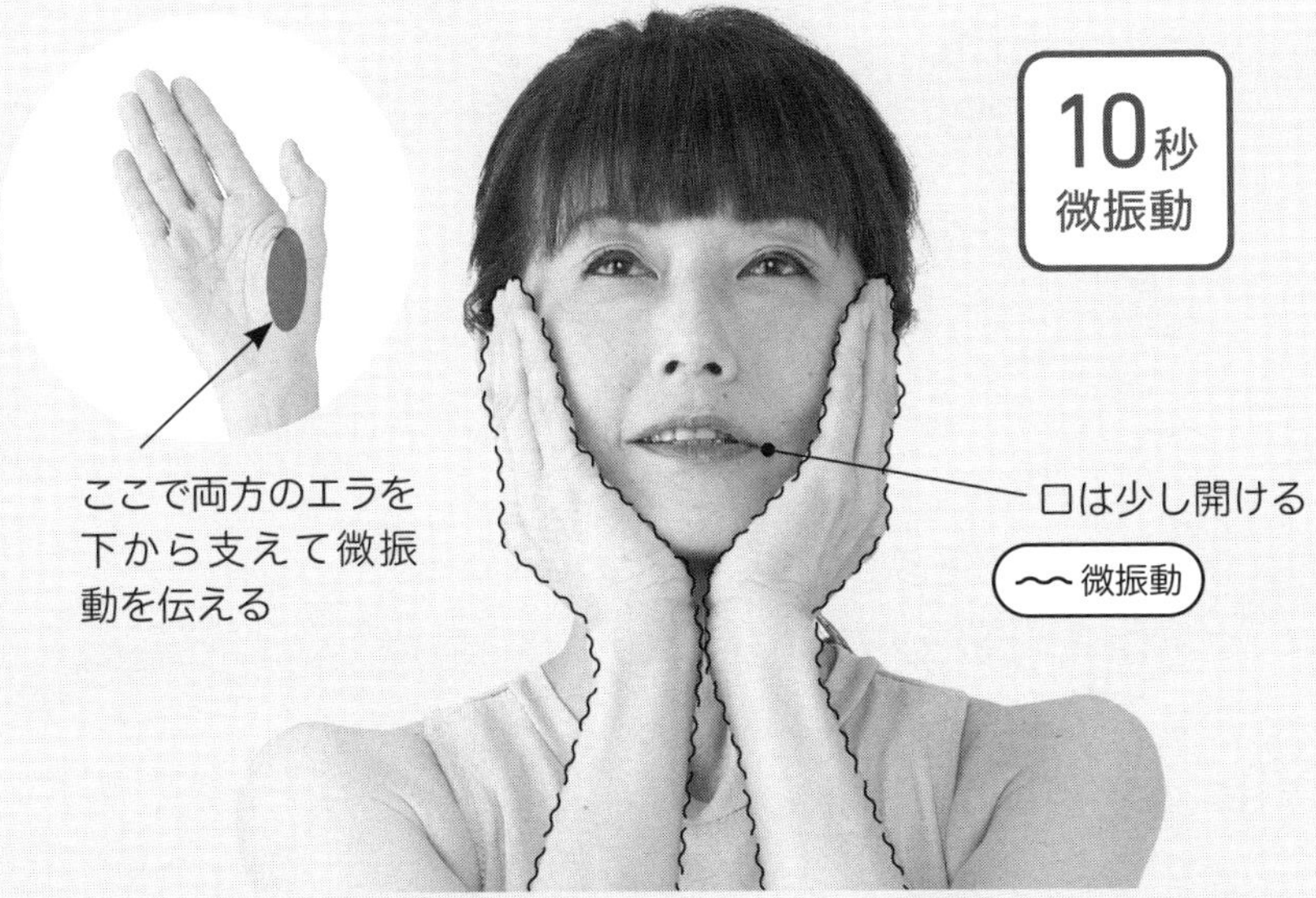
10秒
微振動
ここで両方のエラを
下から支えて微振
動を伝える
口は少し開ける
微振動

▶下あごに両手をやさしく当てて微振動を伝え（10秒）、あご周辺の筋肉をゆるめます。

point

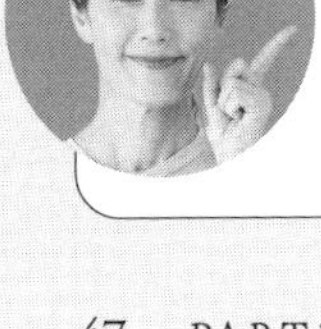

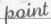

☑日常、食べたり話したりと忙しいあごの筋肉は固くなりがち。
☑手首だけではなく、ひじから揺らす感覚で。

うるおいリンパ流し
BASIC

2 二の腕

腕全体に微振動を与えて肩まわりをほぐしましょう。

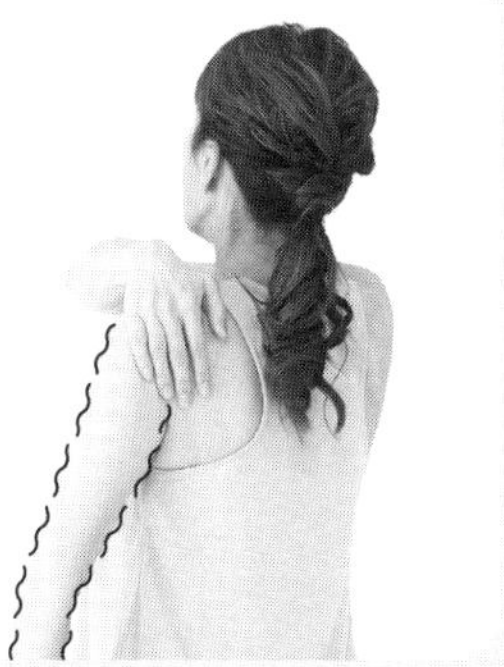

うしろから見たところ

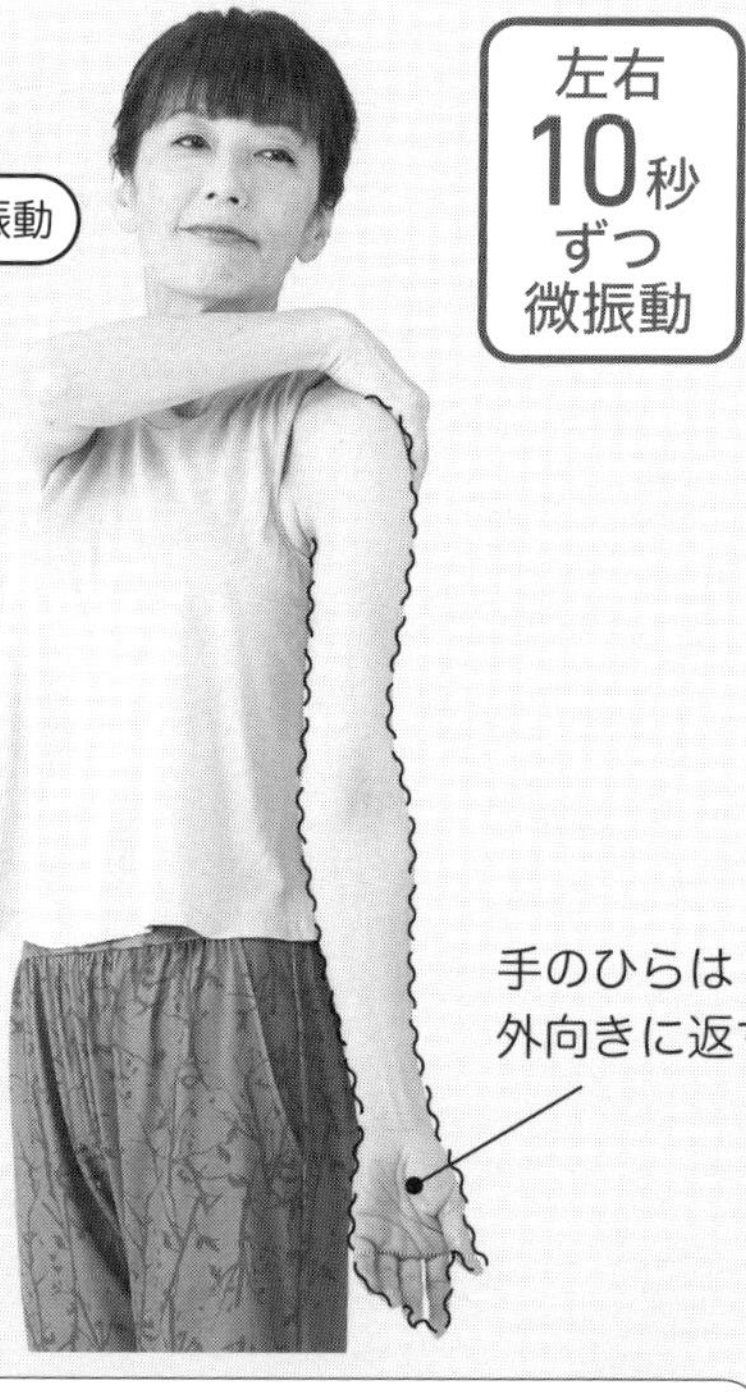

▶二の腕のうしろ側（上腕三頭《じょうわんさんとう》筋《きん》）を反対の手でやさしく触れながら、下げた腕を微振動させます（10秒）。

▶反対側も同様に。

point

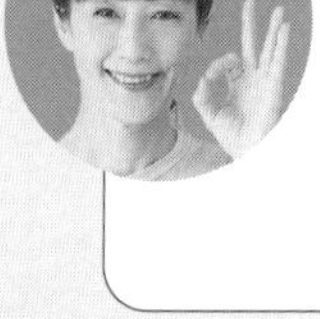

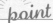

☑下げているほうの手のひらは外向きに返して。

☑上から手が届かなければ、わきの下から触れても大丈夫です。

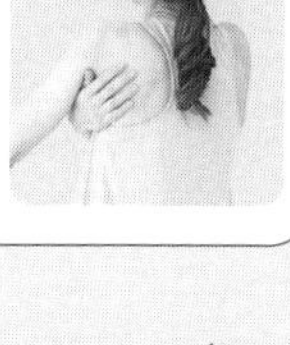

うるおいリンパ流し
BASIC

3 鎖骨

リンパが集まる鎖骨まわりをほぐしましょう。

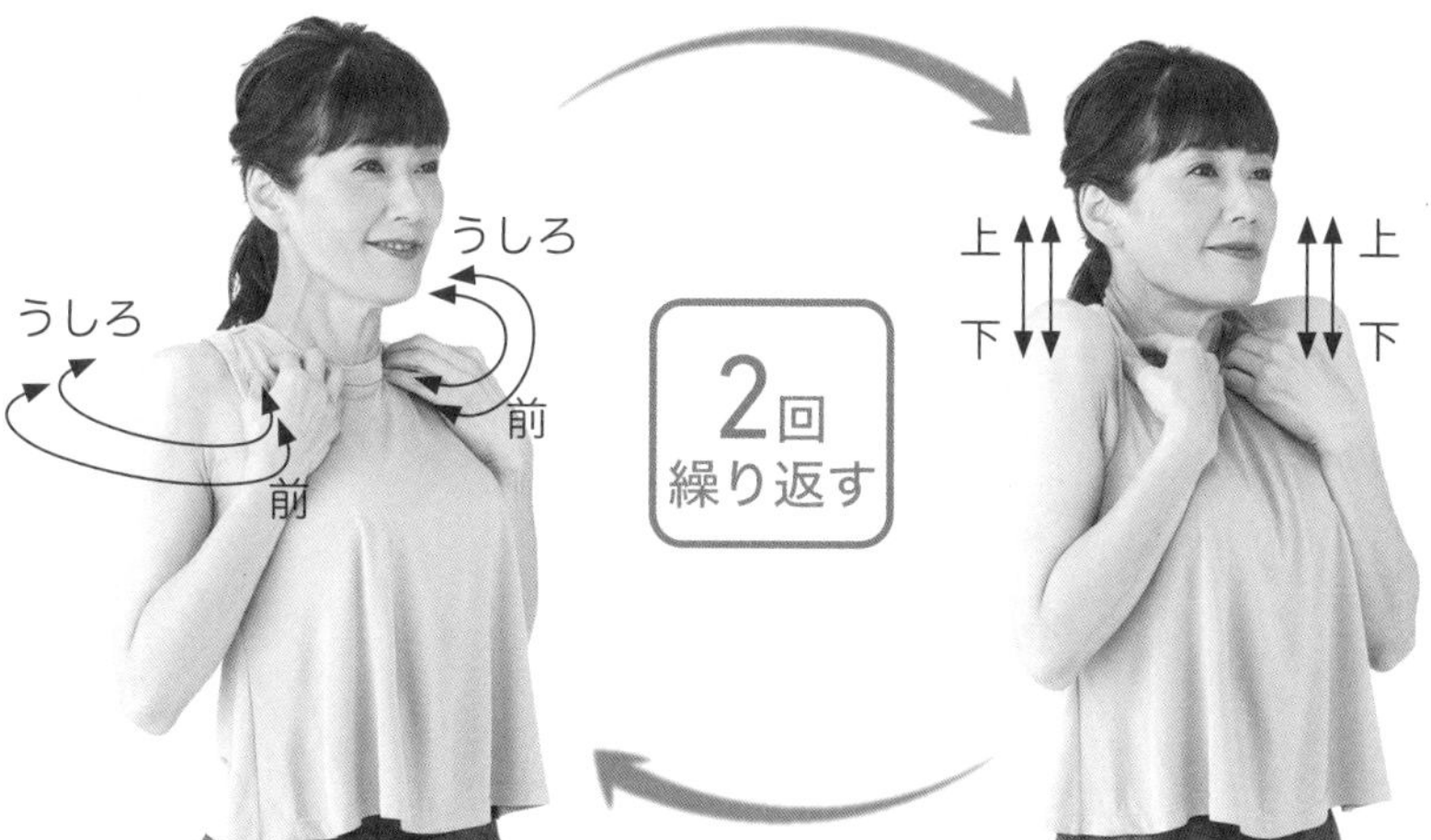

▶指先を鎖骨に添えて、肩を前→うしろ→前→うしろ→上→下→上→下と動かします。

▶この動きを2回繰り返しましょう。

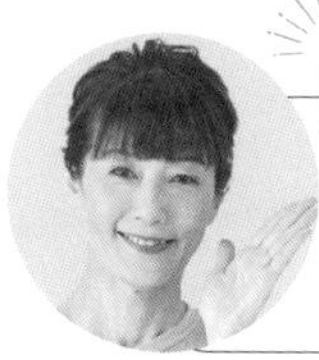

point

☑肩や首のまわりも固くなっていませんか？ それって、リンパやリンパ液の滞留かも。

うるおいリンパ流し
BASIC

4 肩まわり

肩甲骨まわりをゆるめてリラックスしましょう。

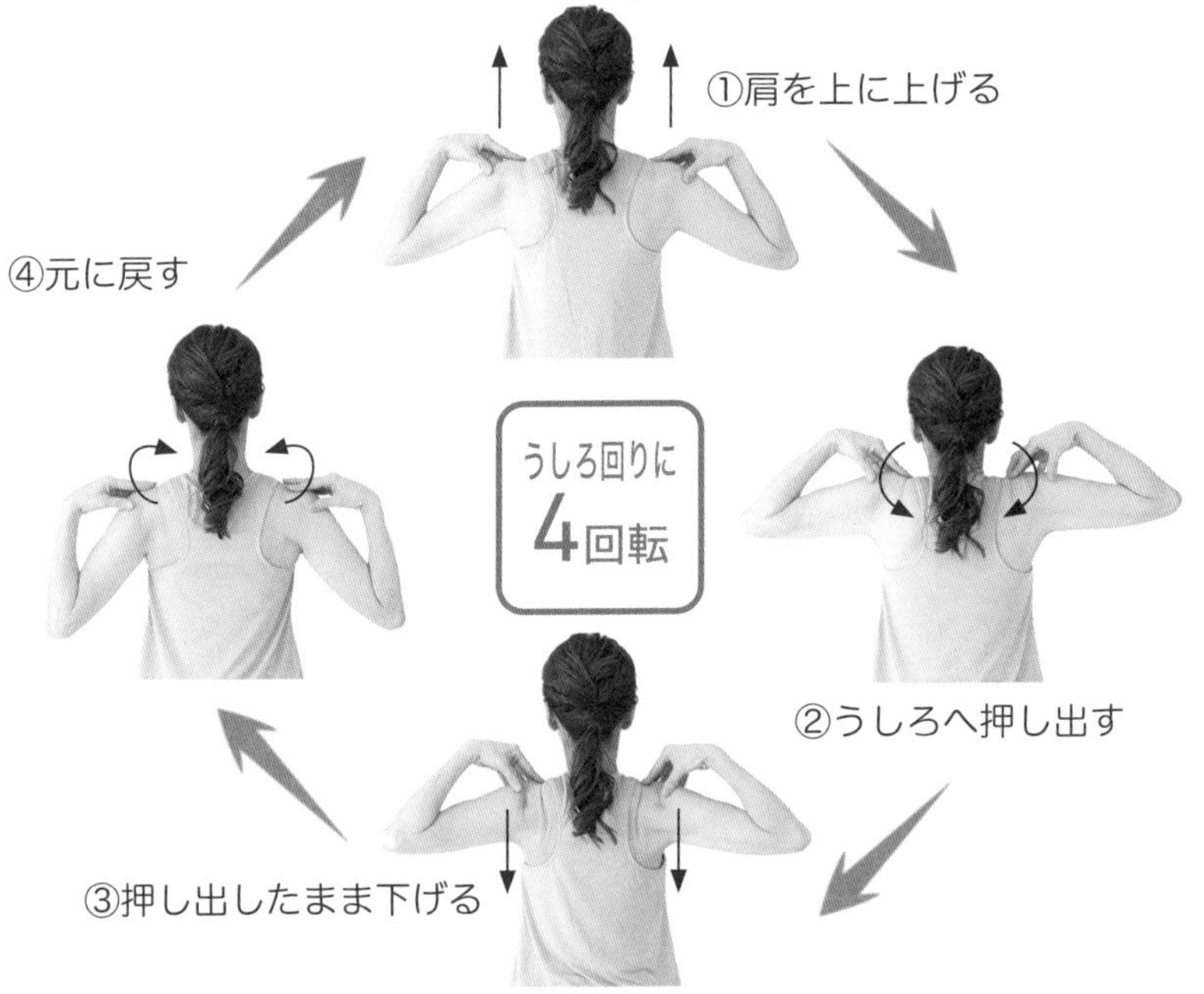
①肩を上に上げる
②うしろへ押し出す
③押し出したまま下げる
④元に戻す
うしろ回りに
4回転

▶指先を肩に添えて、肩を上→うしろ→うしろのまま下→前（元に戻す）と、うしろ回りに大きく4回転しましょう。

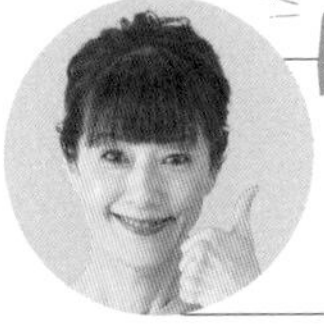

point

☑うしろ回りに肩で大きな四角形を描く感覚です。

うるおいリンパ流し
BASIC

5 首

重い頭を支える首まわりをゆるめましょう。

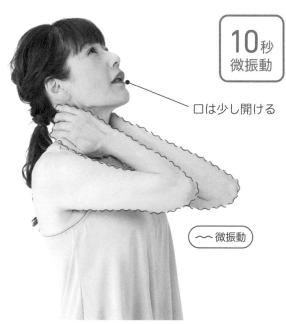

▶首を手のひらでそっと包みこんで微振動を伝えましょう（10秒）。

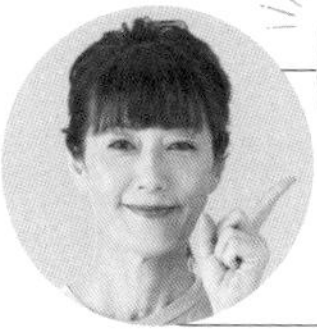

point

☑視線は上向きに、口は少し開けて行ないます。
☑身体全体がポカポカと温まってきます。

うるおいリンパ流し
BASIC

6 後頭部

うなじまわりを刺激して頭部のリンパ液を流しましょう。

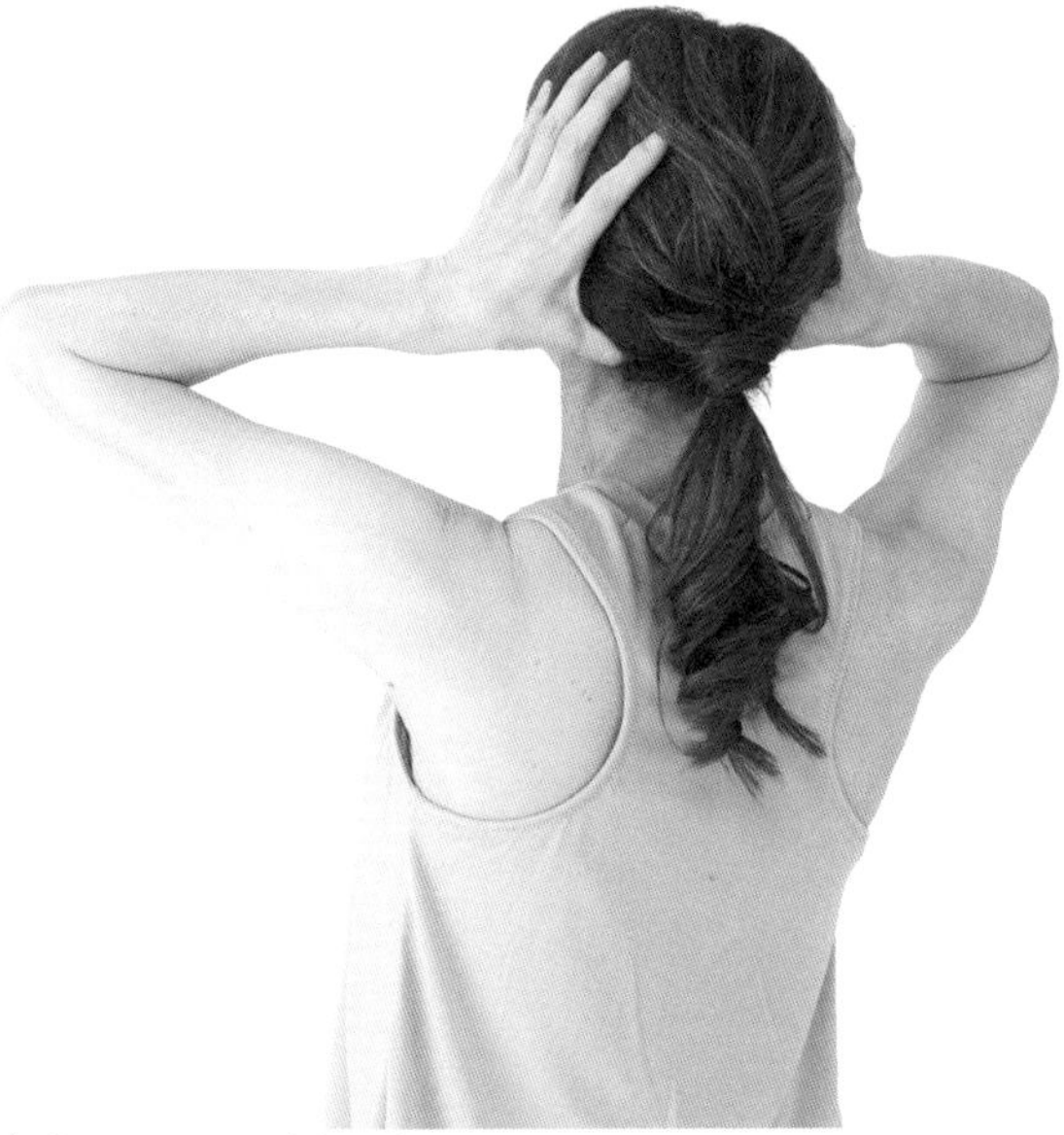

10秒

▶頭蓋骨《ずがいこつ》と首の境目《さかいめ》のあたりを親指で左右に10秒程度ほぐします。

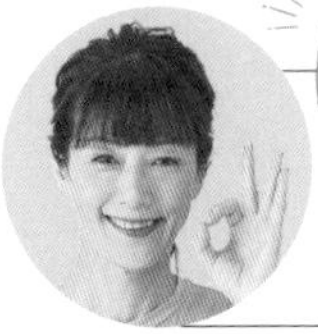

point

☑首のうしろの筋肉をほぐすことでリンパ液の流れがよくなれば、髪と首にうるおいが戻ってきますよ。

うるおいリンパ流し
BASIC

7 あご

あごをほぐして顔の下半分を活性化。

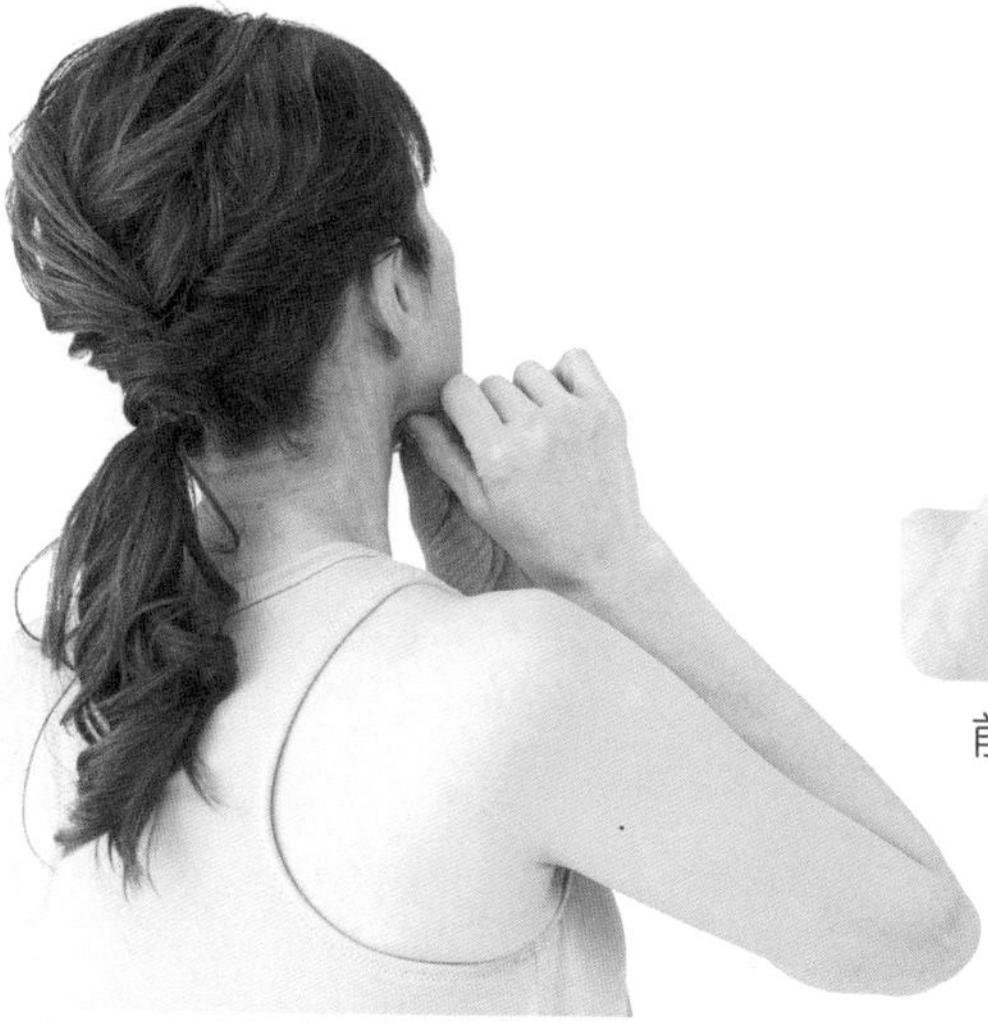

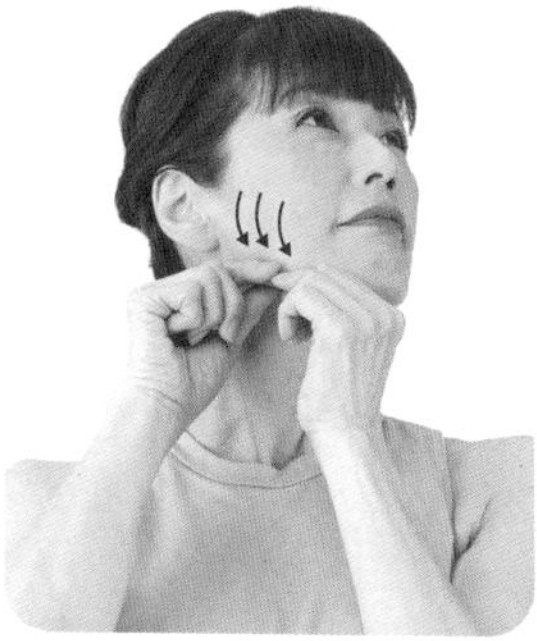

前から見たところ

▶あごのラインに沿って、親指で皮膚を骨の間に押し込むように動かしましょう。耳の付け根まで行ないます。反対側も同様に。

point

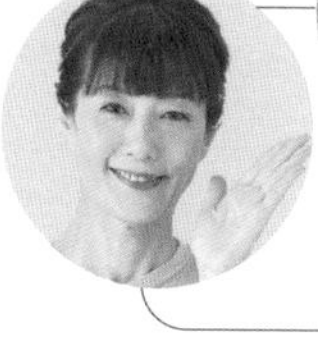

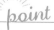

☑視線を上げてあごを上げ、あごの皮膚を骨の間に押し込むような感覚で。二重あごの解消にも効果的！

うるおいリンパ流し
BASIC

8 ほほ（口の中）

頬骨まわりをゆるめて肌にハリを取り戻しましょう。

4秒
押す
▶
4秒
微振動

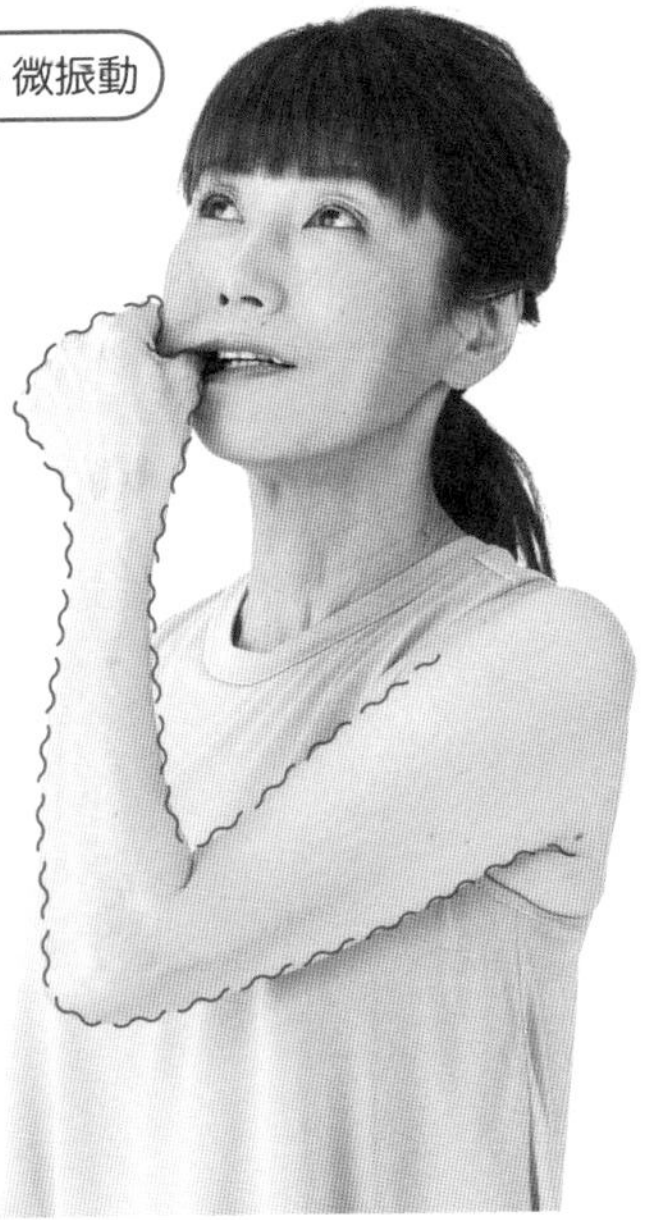

▶親指を口の中に入れて、頬骨に沿って固いところ（痛いところ）を探し、指を当てて4秒押します。その後、同じ場所に微振動を4秒間伝えましょう。

▶痛いところを4カ所探して行ないます。

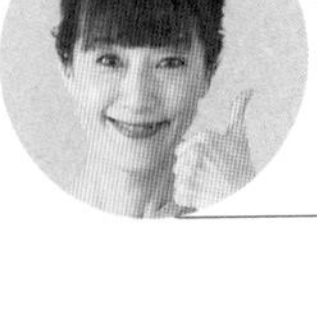

point

☑ほうれい線の解消にも役立ちます。
☑行なうときは、清潔な手で。

うるおいリンパ流し
BASIC

9 髪の生え際

生え際をほぐして髪と頭皮を目覚めさせましょう。

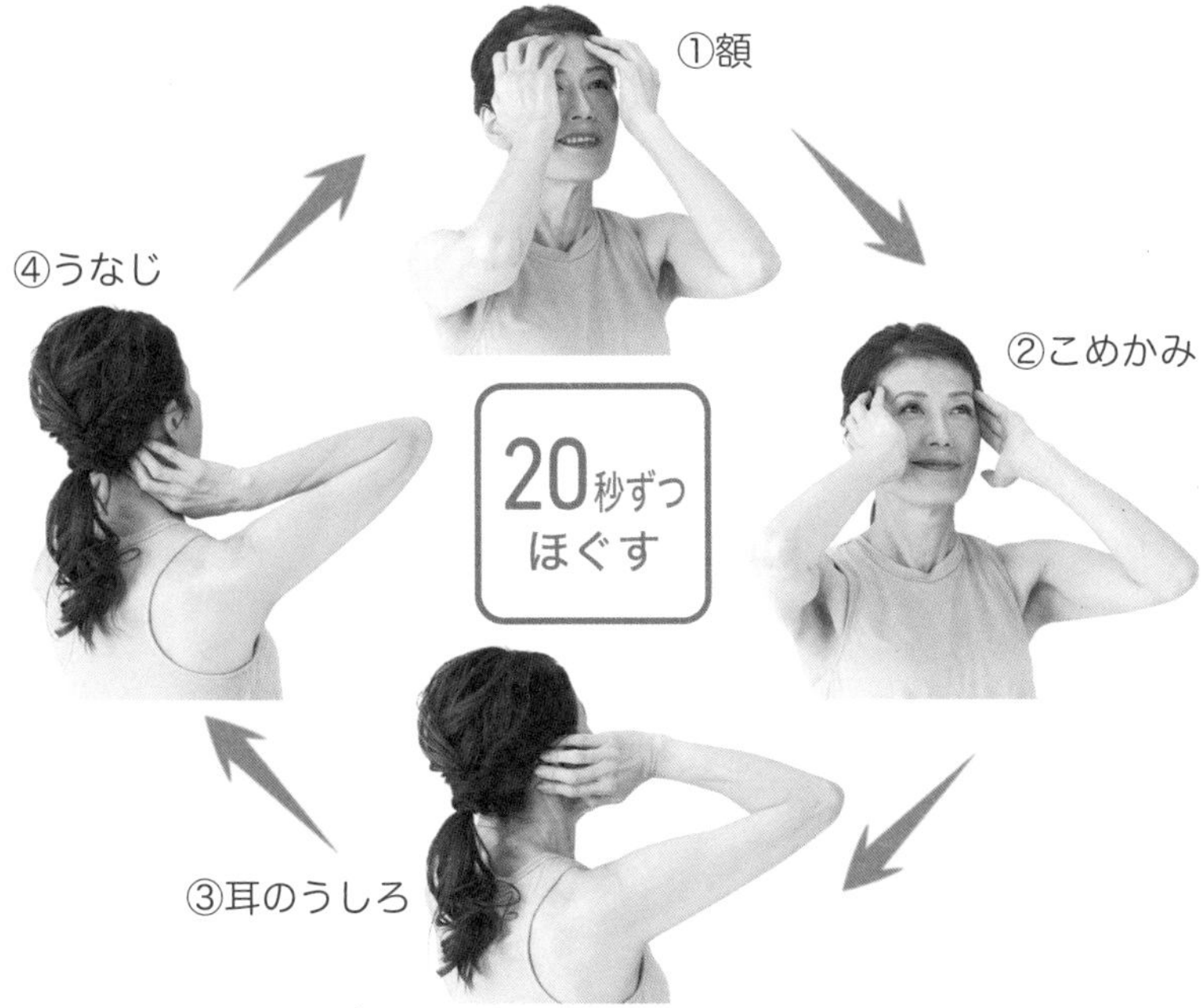
①額
②こめかみ
③耳のうしろ
④うなじ
20秒ずつ
ほぐす

▶額《ひたい》、こめかみ、耳のうしろ、うなじの4箇所を、指先で「タテ、タテ、ヨコ、ヨコ、マル、マル、マル」と20秒ずつほぐしていきます。

point

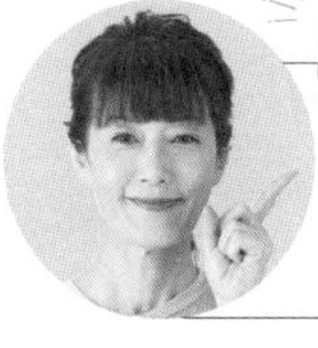

☑指の腹を上下左右に動かしてもみ進みます。頭皮と髪のハリが戻ってきますよ。

うるおいリンパ流し
BASIC

10 デコルテ

首筋から胸元をゆるめて美しいデコルテラインを。

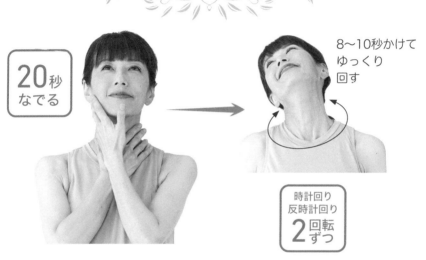

20秒
なでる

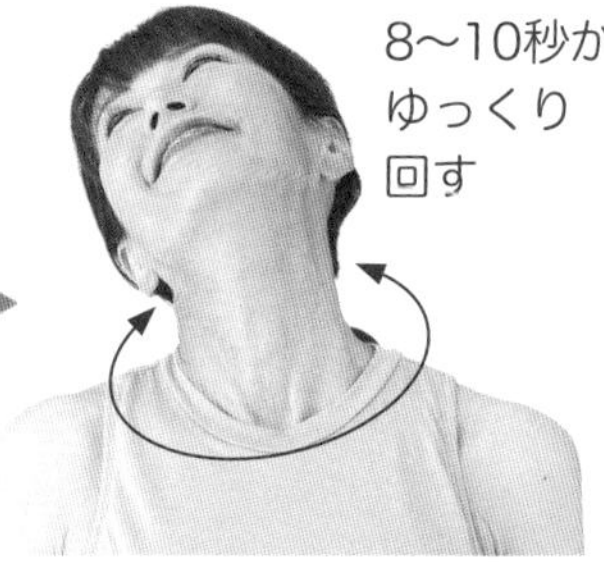

8〜10秒かけて
ゆっくり
回す

時計回り
反時計回り
2回転ずつ

▶首をまっすぐに伸ばし、両手のひらで首をやさしくさすります（20秒）。

▶そのあと、首を時計回りにゆっくり8〜10秒かけて1回転。次に、反時計回りにゆっくり1回転しましょう（時計回り→反時計回りを2回繰り返す）。

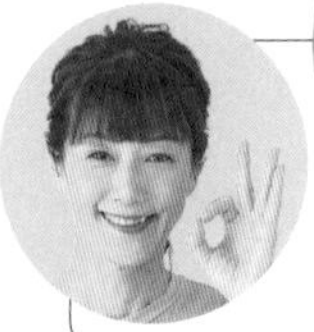

point

☑首を回しているときに違和感や痛みがある部分があれば、そこに手を添えて微振動を伝えましょう（51ページ参照）。

☑首は、動きに無理のない範囲で回してください。

うるおいリンパ流し
BASIC

11 手指

手指もゆるめてハリとうるおいを取り戻しましょう。

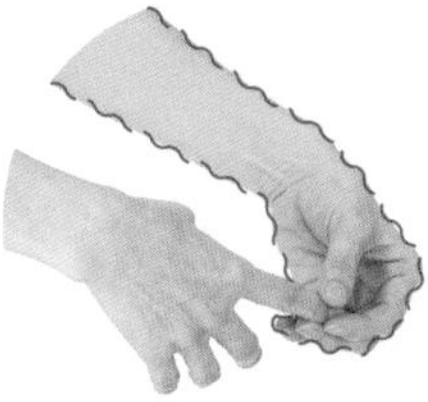

1 反対側の手で指先をつまみ、1本ずつやさしく微振動を与えます。

指1本ずつ

〜 微振動

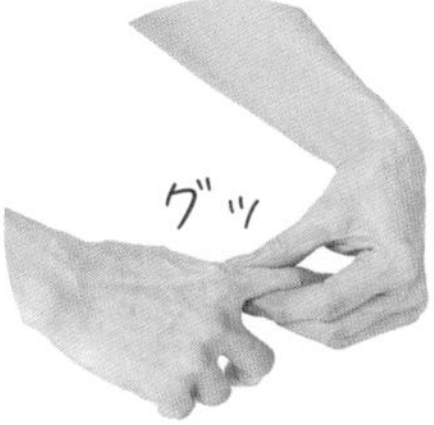

2 それぞれの指の付け根を引っ張ります。

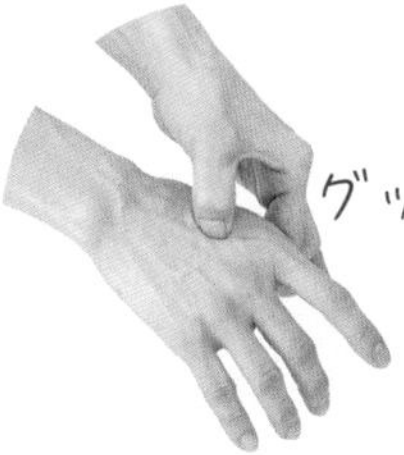

グッ

3 反対の手の親指と人差し指で、手の甲にある指の骨の間を強めにほぐします。

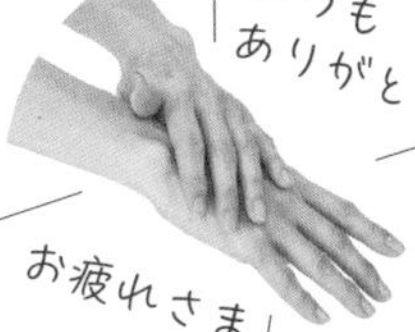

いつもありがとう

お疲れさま

4 最後にやさしく労《いたわ》ります。

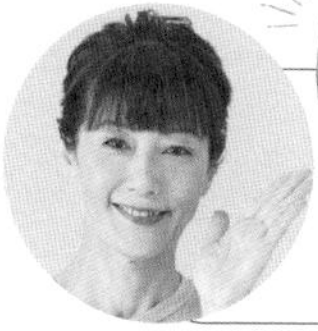

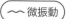

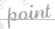

point

☑ 手の血色がよくなってきたら、効果が出ている証拠。
☑ 気が向いたときにチョコチョコやってくださいね！

うるおいリンパ流し プレミアム

髪・首・手に集中アプローチ

「リンパやリンパ液がきれいに流れる身体づくり」にフォーカスした「うるおいリンパ流し ベーシック」は、いかがでしたか？

「ベーシック」は、みなさん本来の美しさを髪・首（肌）・手（肌）に取り戻すための、いわば「土台整備」のためのもの。できれば毎日やっていただきたいですし、「ベーシック」を続けるだけでも、髪・首・手に、うれしい効果が表れてくるはずです。

これから紹介する「うるおいリンパ流し プレミアム」は、髪・首・手のハリやうるおいを取り戻すために、さらに効果が期待できるものです。

「ベーシック」に加えて、気楽に取り組んでいただくことで、みなさんの身体のハリとうるおいを、さらにアップさせていきましょう。

うるおいリンパ流し PREMIUM

頭皮ゆらし

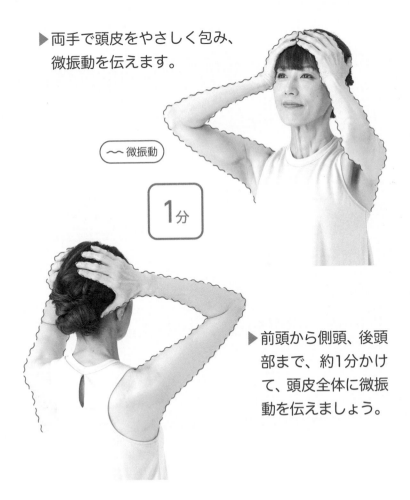

▶両手で頭皮をやさしく包み、
微振動を伝えます。

〜〜 微振動

1分

▶前頭から側頭、後頭部まで、約1分かけて、頭皮全体に微振動を伝えましょう。

うるおいリンパ流し
PREMIUM

頭皮かっさ

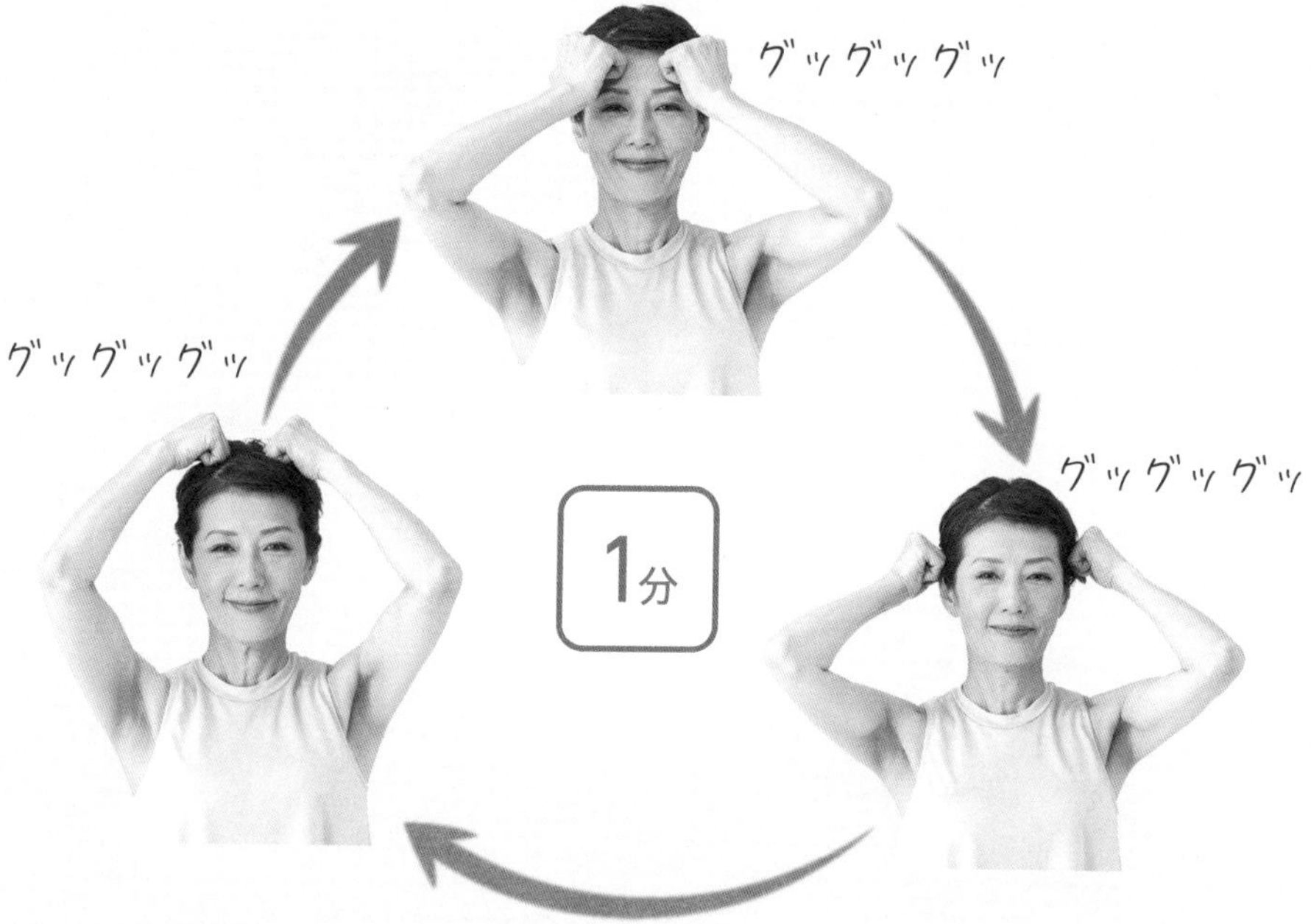

▶額《ひたい》の髪の生え際から側頭部、頭頂部にかけて、こぶしを握った第二関節で、頭皮をはがす感覚でグッグッグッと押《おう》圧《あつ》していきます。

▶約1分を目安にして頭皮全体に刺激を与えましょう。

うるおいリンパ流し
PREMIUM

脳天ほぐし

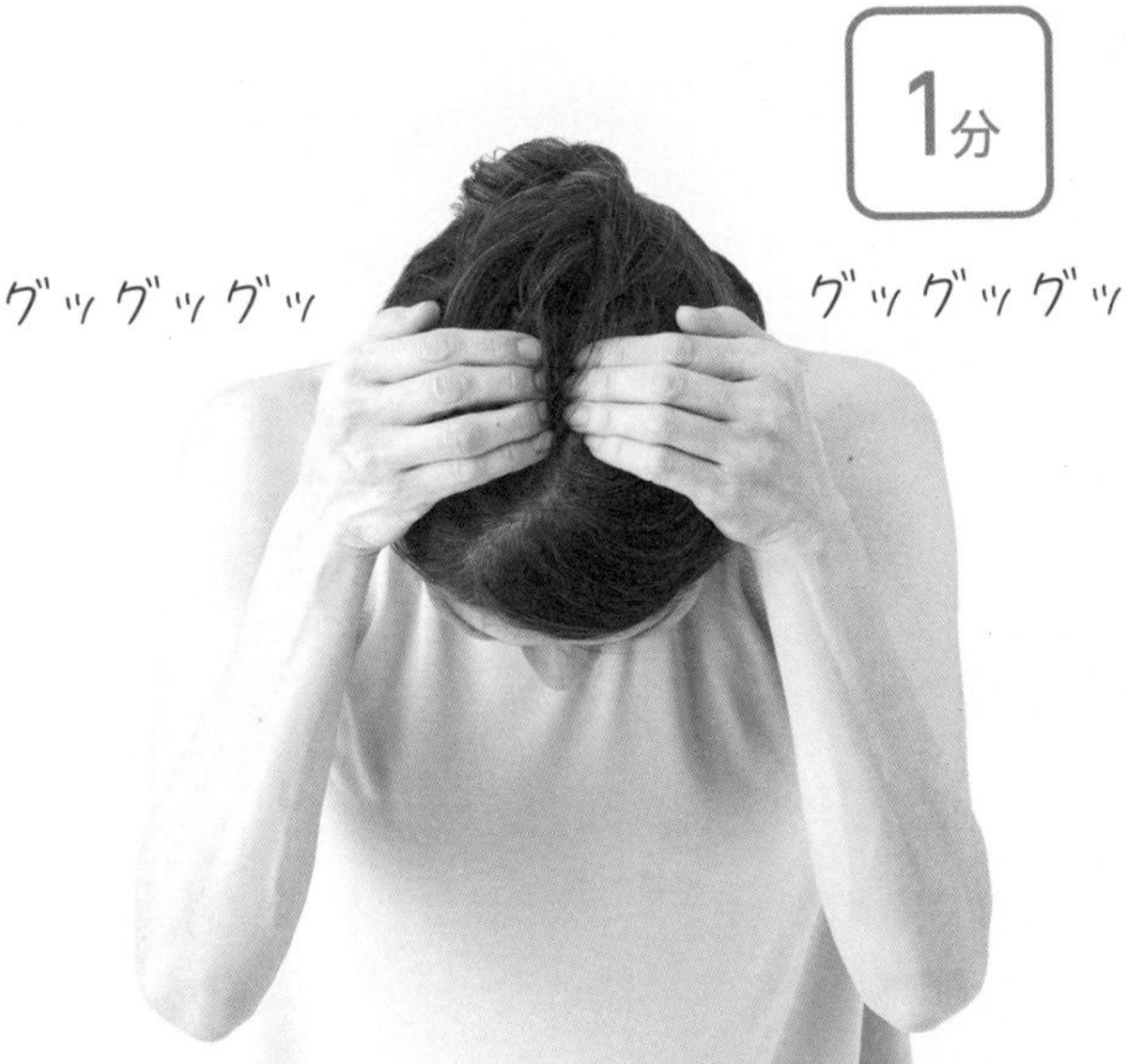

▶両手の人差し指、中指、薬指の指先で、脳天（頭頂部）とその周辺をグッグッグッと押圧《おうあつ》します。

▶約1分を目安に行なってください。

うるおいリンパ流し
PREMIUM

洗髪

1

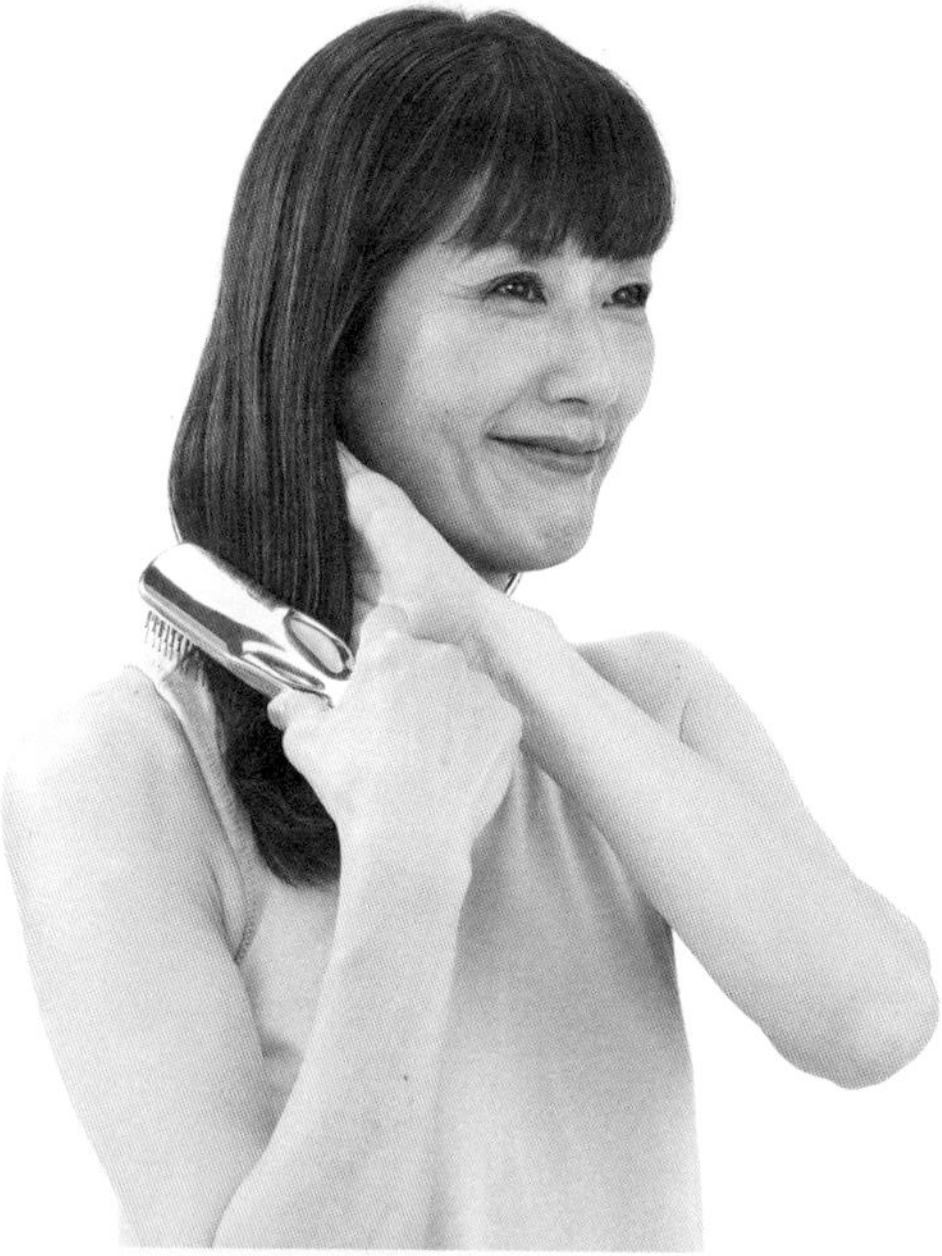

▶静電気防止タイプのブラシで髪全体を梳《す》き、ちりやほこり、花粉などを落とします。

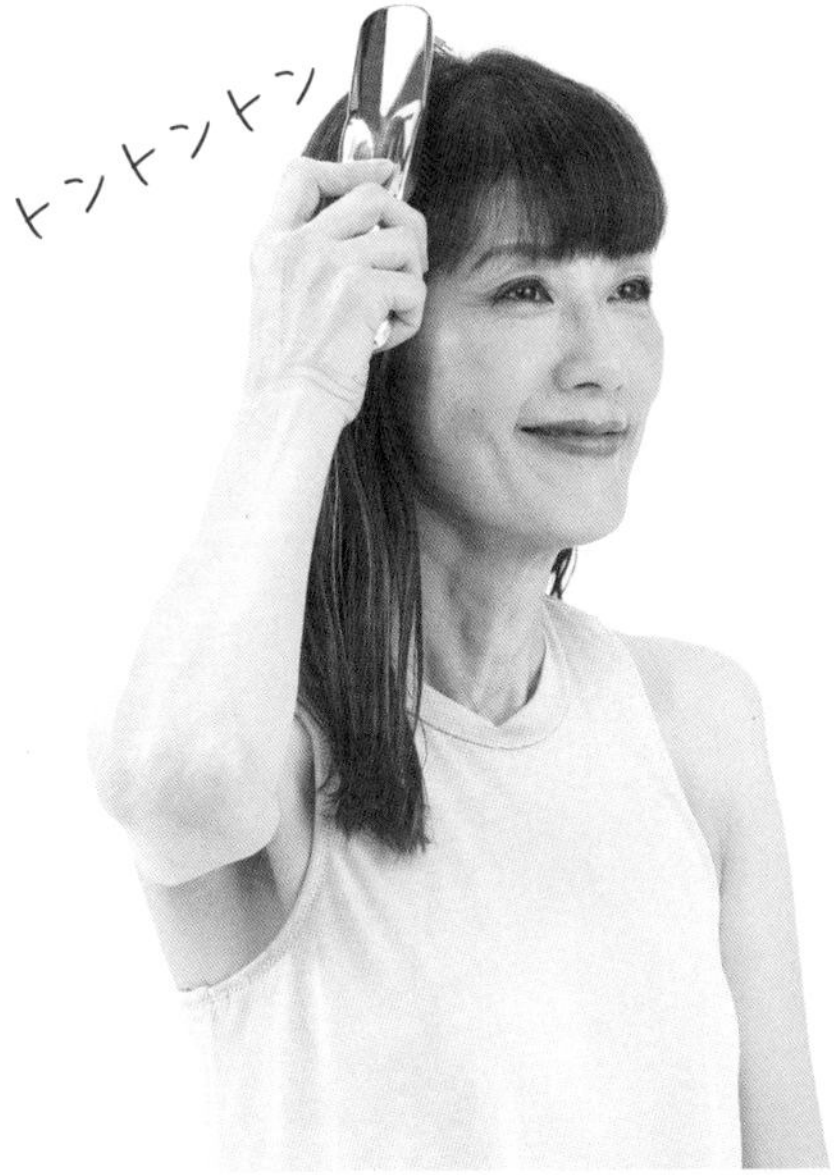

2

▶前頭から側頭、耳のうしろ、後頭、首へとブラシでやさしくトントントンとタッピングします。

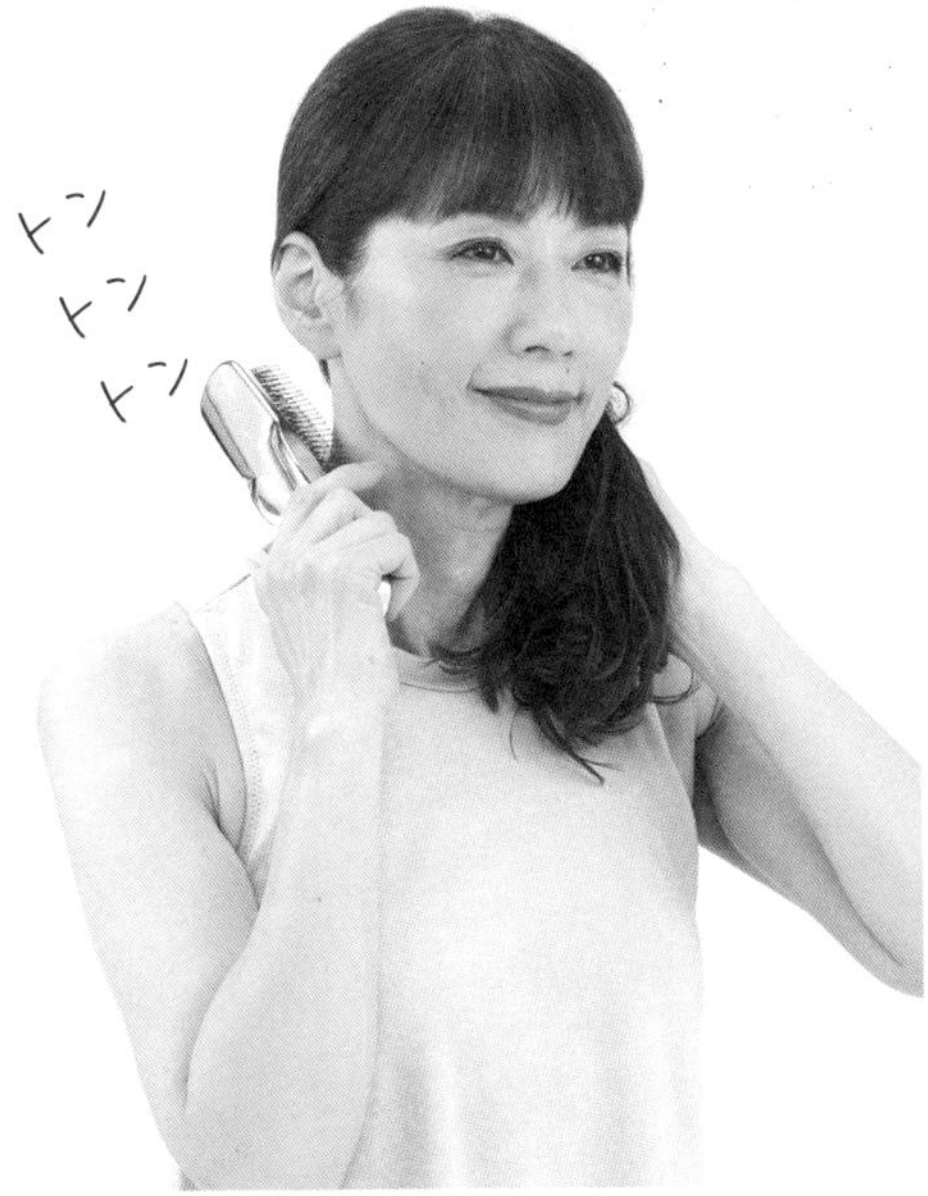

3

▶顔は上に向け、シャワーで髪に湯をかけながら、頭皮全体に微振動を伝えてほぐします。
▶二の腕にハリや痛みが出る場合は、無理のない範囲で行ないましょう。

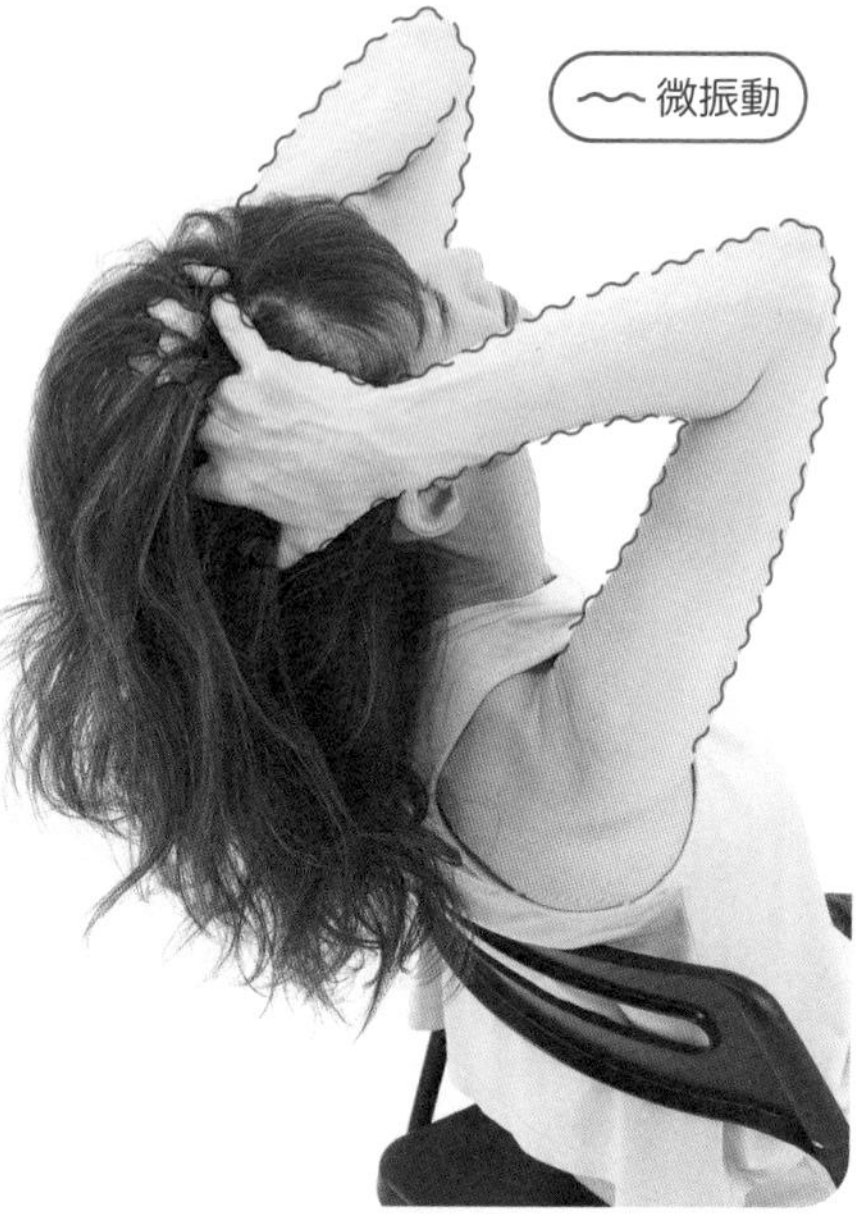

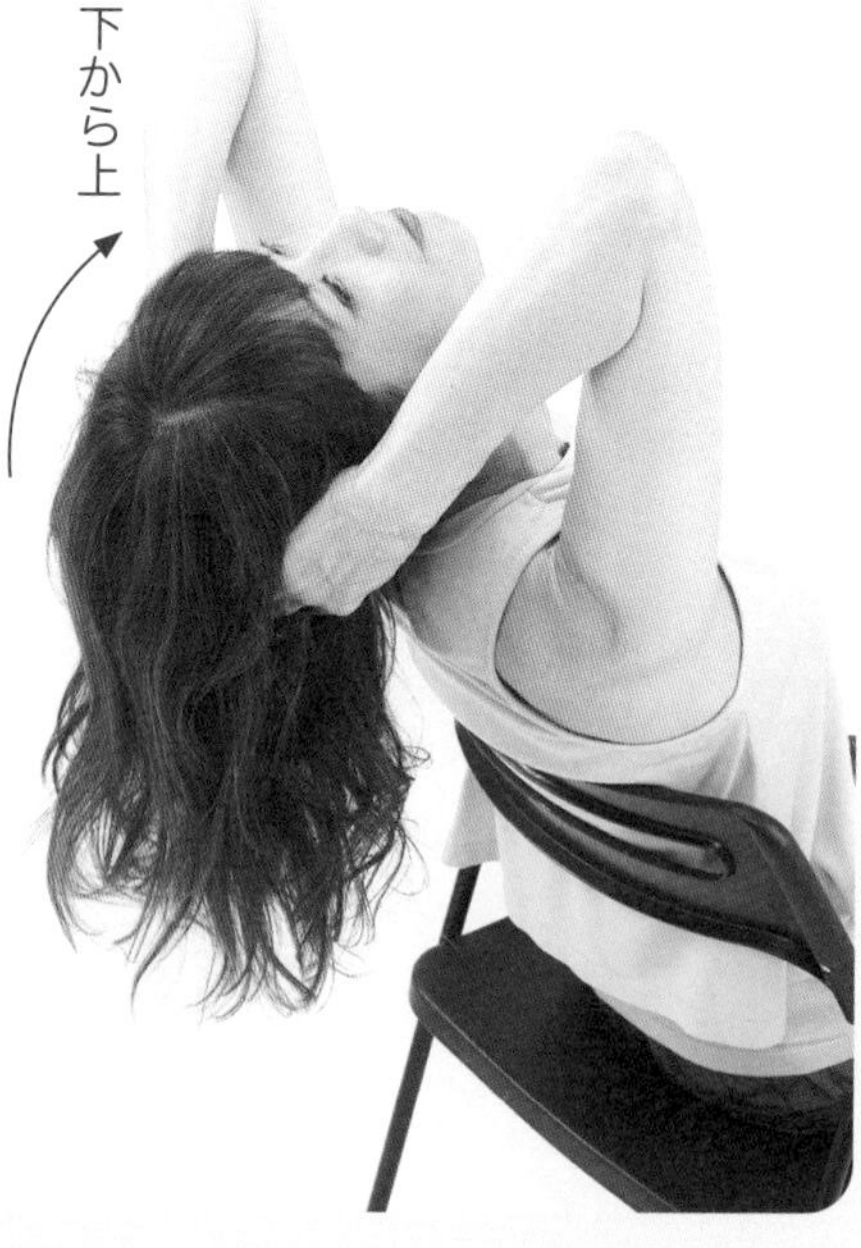

▶シャンプーのときも、地球の引力に逆らうように、下から上、下から上へともみほぐします。
▶襟足《えりあし》は特に入念に。親指で重点的に横方向にもみほぐすのも効果的です。
▶毛髪ではなく頭皮を清潔にする感覚で。
▶すすぐときは指先で頭皮をタッピングしながら。髪の生え際は特に丁寧に行ないましょう。

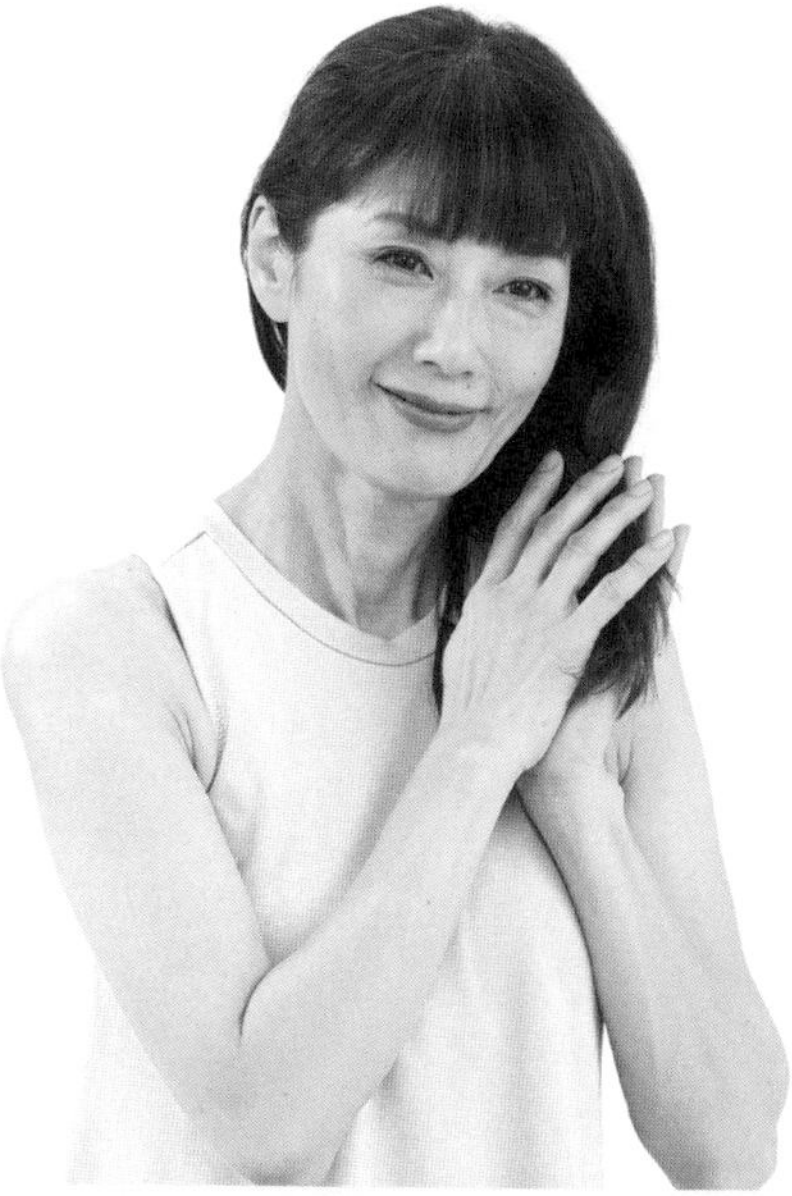

4

▶毛先にリンス（トリートメント）をつけてヘアキャップをかぶり、3分経ったら、髪をこすらないようにやさしく洗い流します。

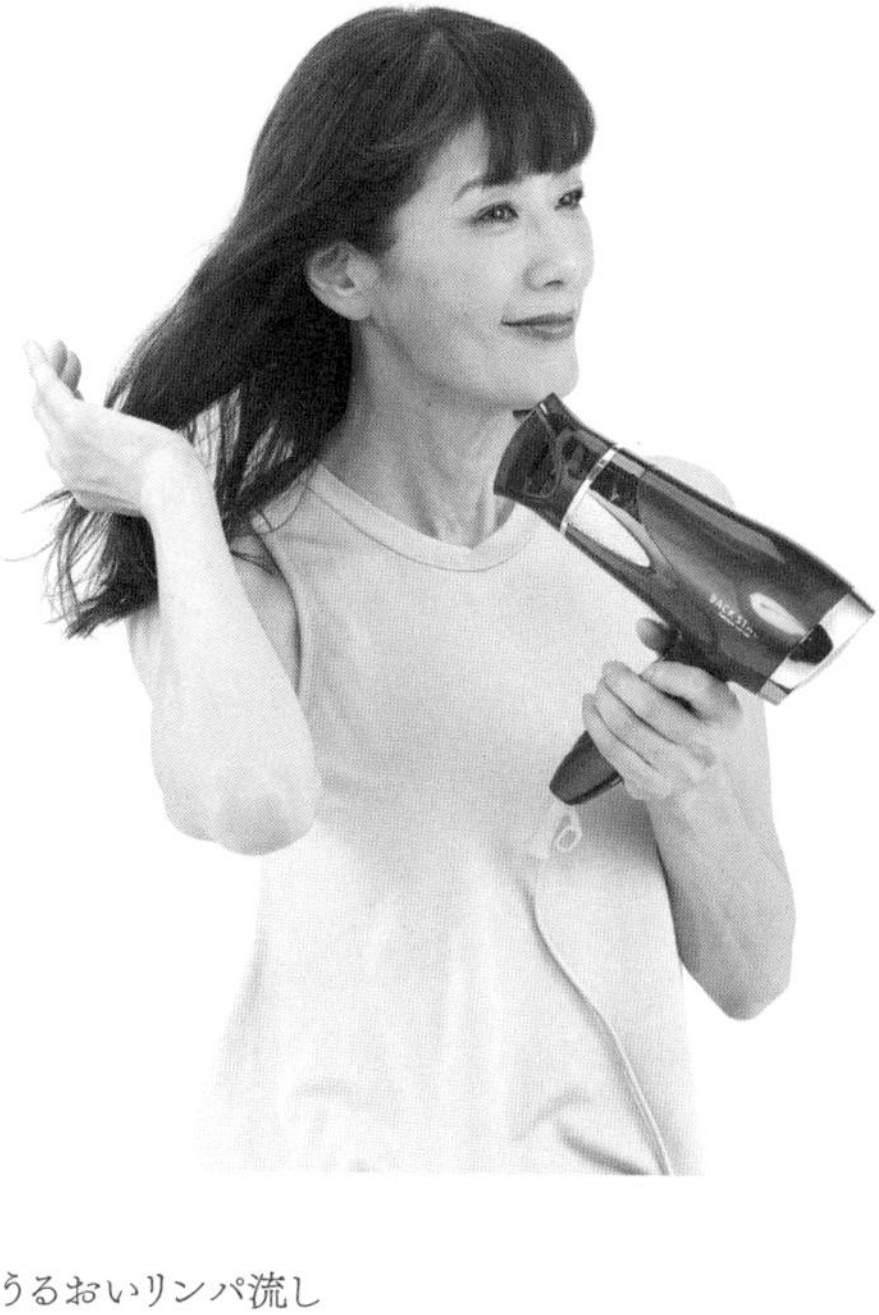

▶タオルで水分を取り、温風→冷風の順にブローします（ドライヤーの機種によっては、温風と冷風が自動的に交互に切り替わるものもあります）。

うるおいリンパ流し
PREMIUM

上半身ほぐし

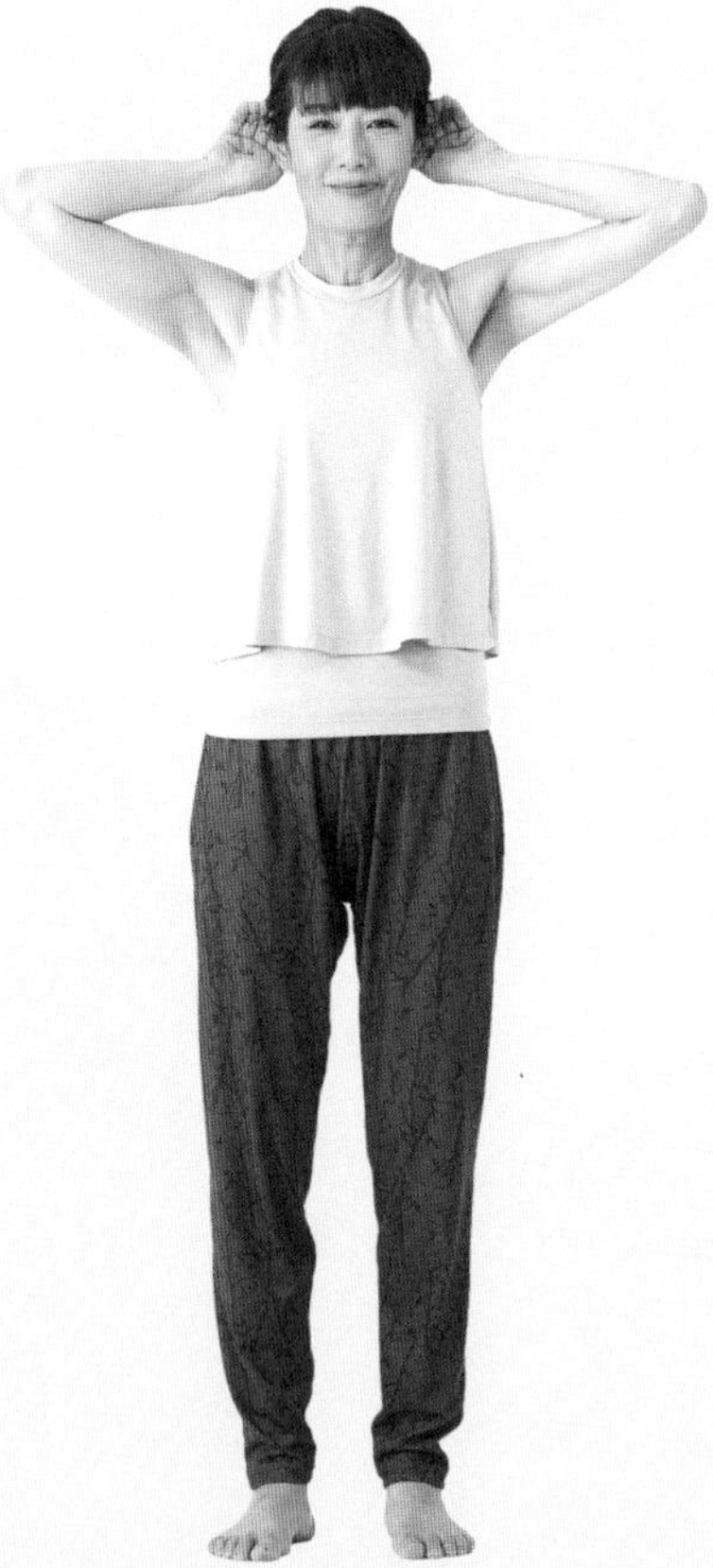

1

▶内側に少し丸めた手のひらを左右の耳のうしろに添え、ひじを開きます。

2

▶手のひらを耳のうしろに添えたまま、ひじを身体の前に持ってきて合わせます。
▶閉じて、開いて、を4回繰り返します。

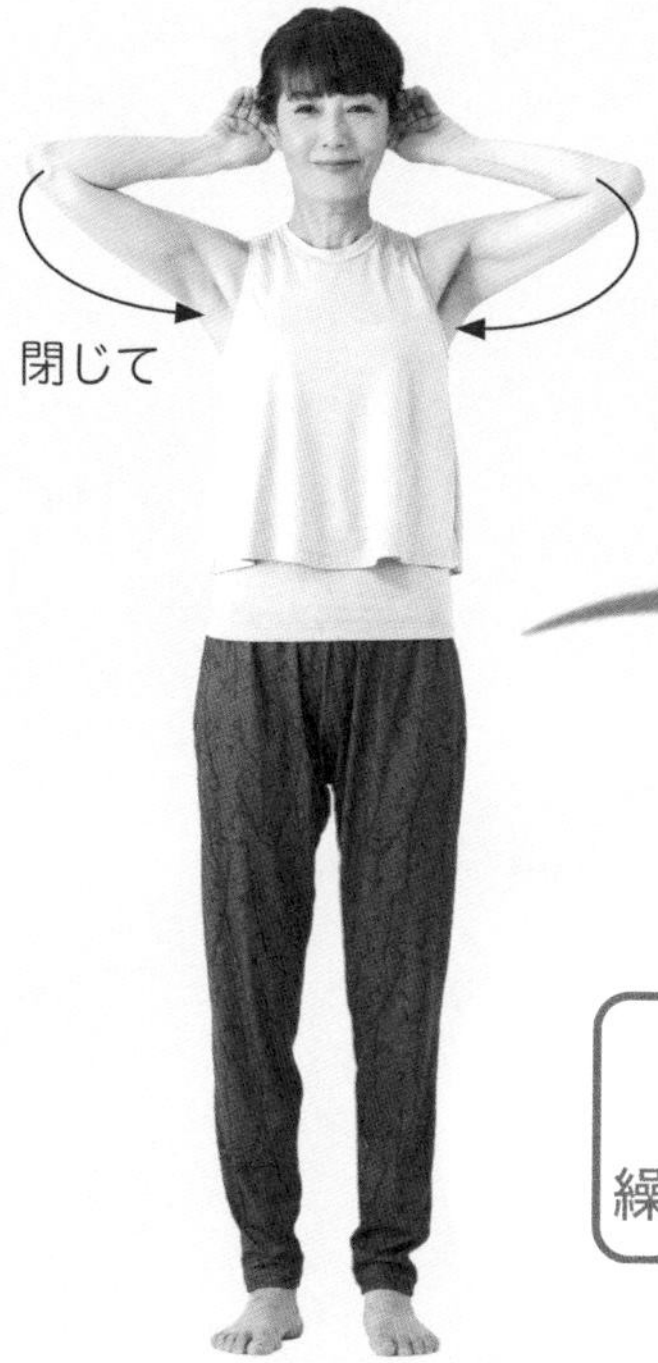

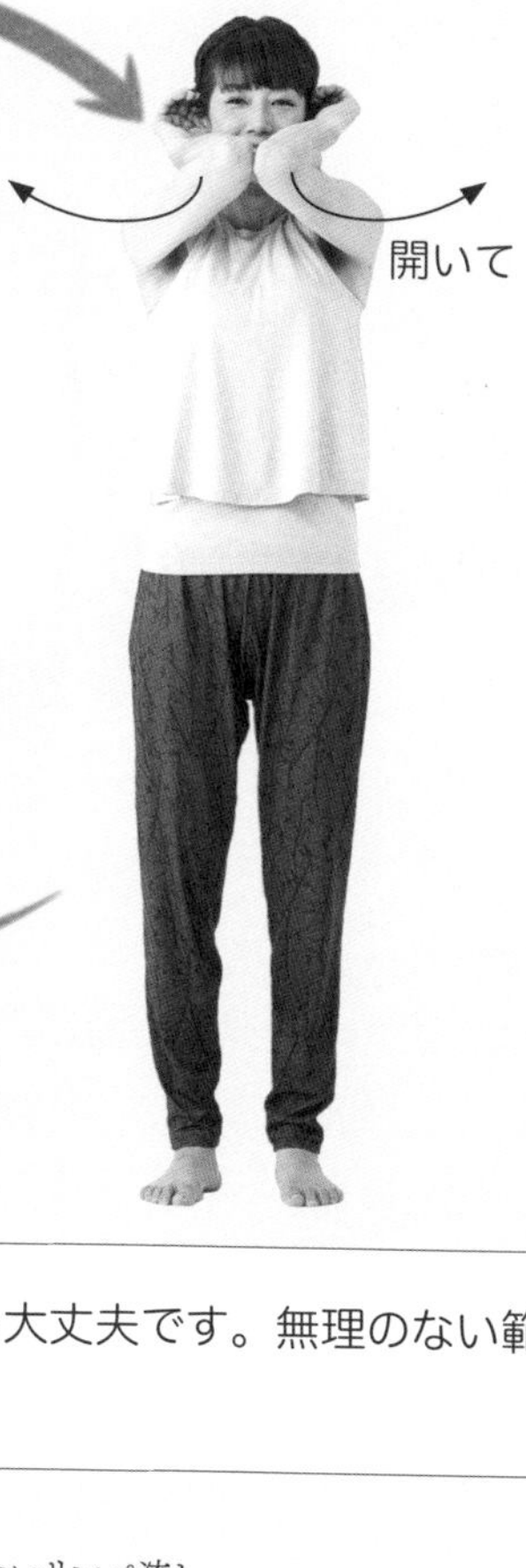

4回
繰り返す

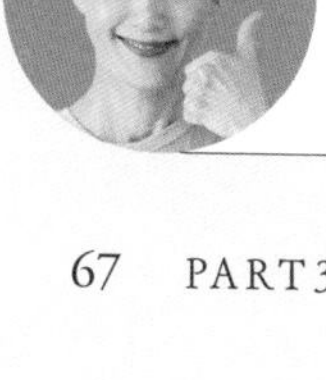

point

☑両ひじがつかなくても大丈夫です。無理のない範囲で行なってください。

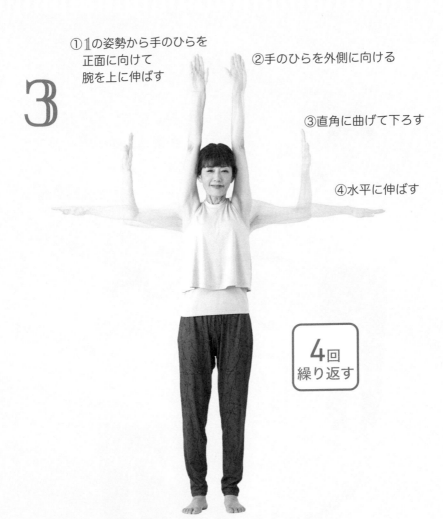

3

4回
繰り返す

▶1から手のひらを正面に向けて腕を上に伸ばします（①）。
▶上げた手のひらを外側に向けます（②）。
▶その姿勢から、ひじを直角に曲げて下ろします（③）。
▶さらに、ひじから先を倒して水平に腕を伸ばします（④）。
▶腕を5秒かけてゆっくり下ろします（⑤）。
▶①～⑤を4回繰り返します。

4 ▶両肩をうしろ回りに4回転します。

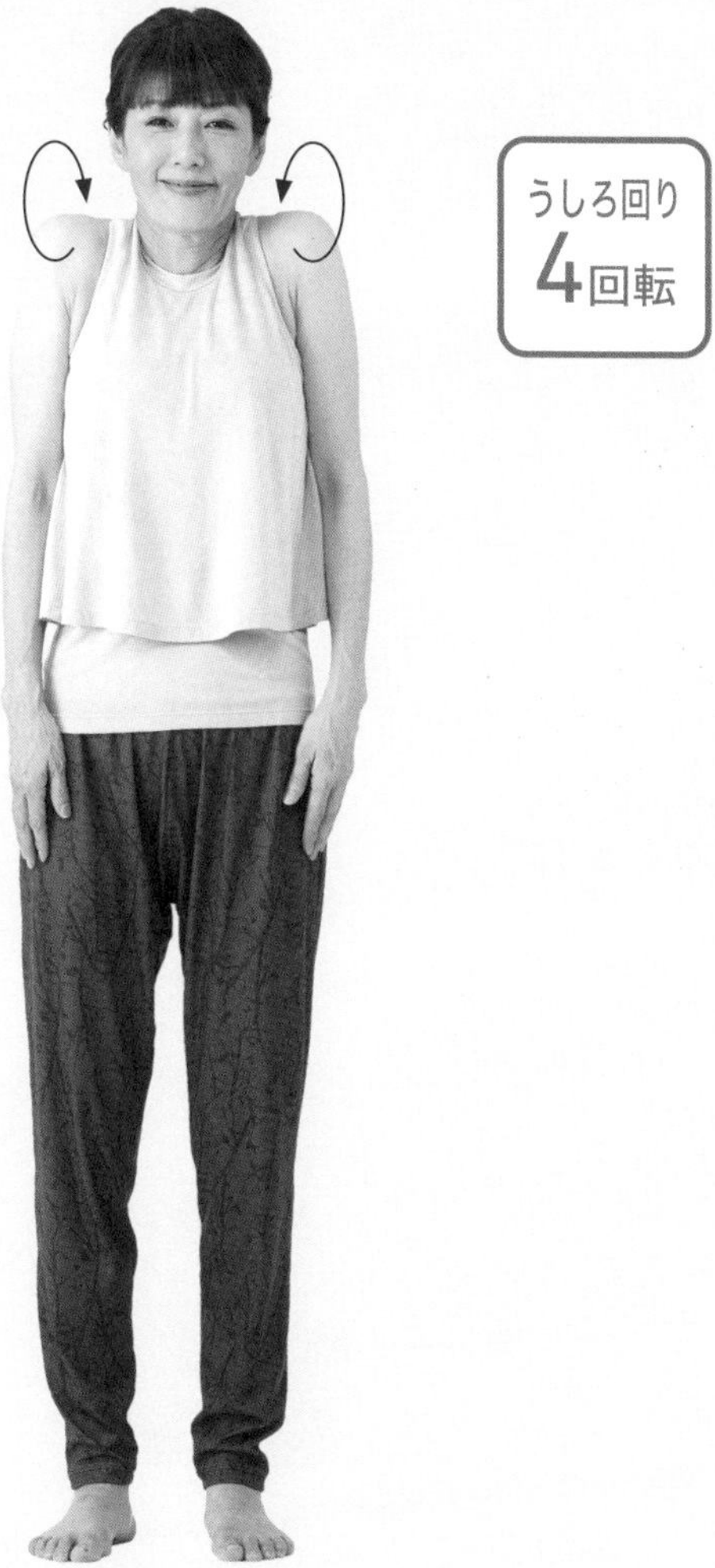

うるおいリンパ流し PREMIUM

肩甲骨ほぐし

1

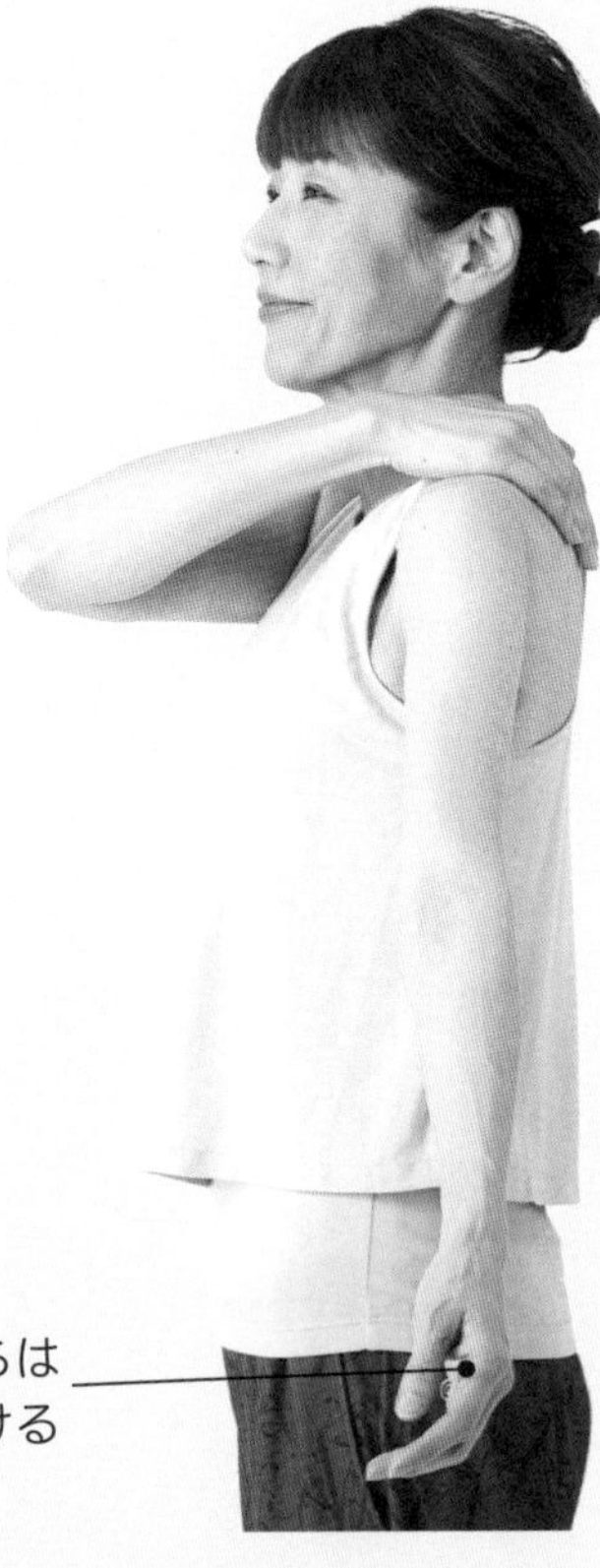

▶左の肩甲骨のあたりに右手の指先を上から添え、左手は自然に下げます。

▶左腕をブラブラ〜ッと軽く揺らしながら、45°前（斜め前）〜90°（体側）〜135°（斜めうしろ）の角度に前後させます。

▶2回繰り返します。

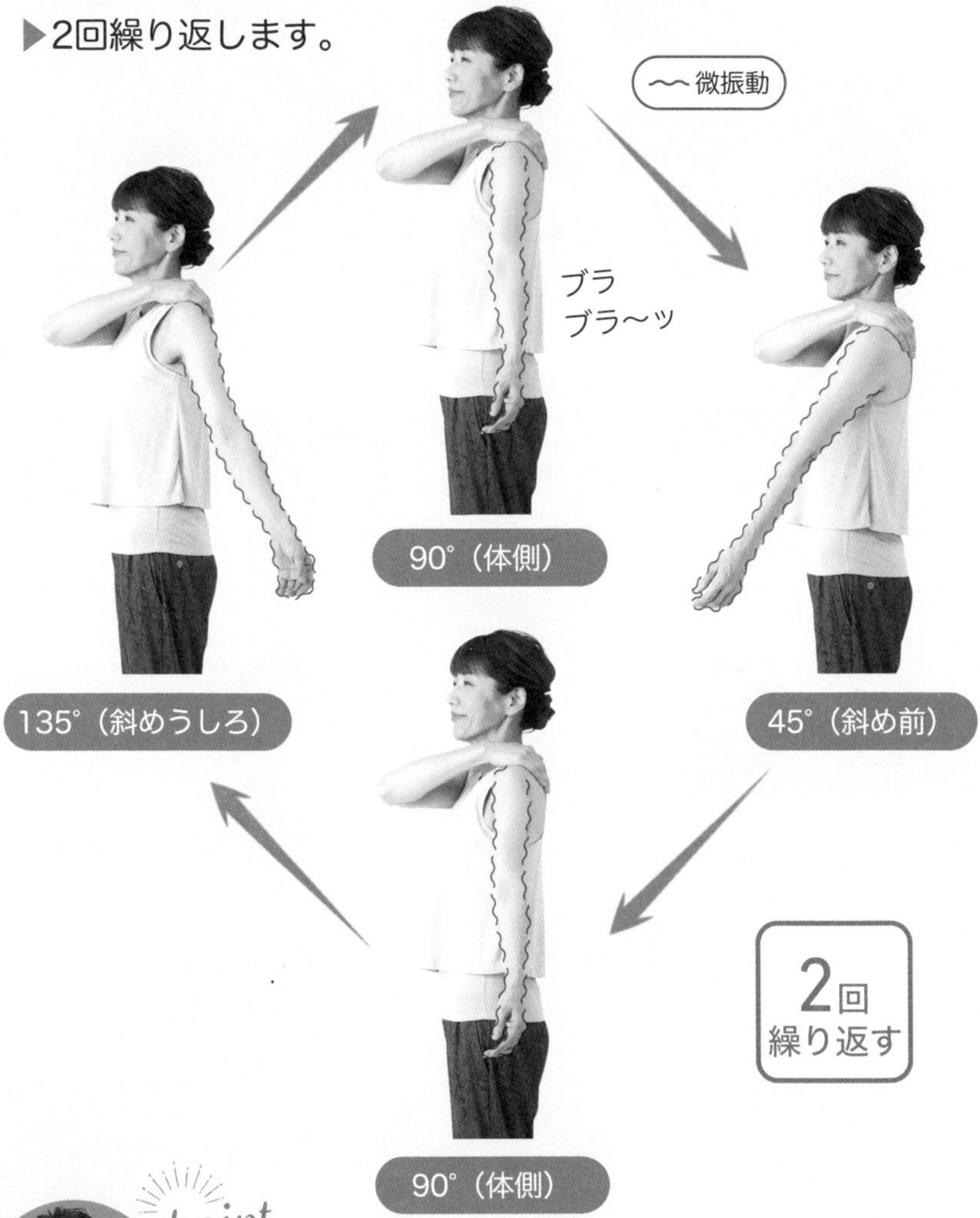

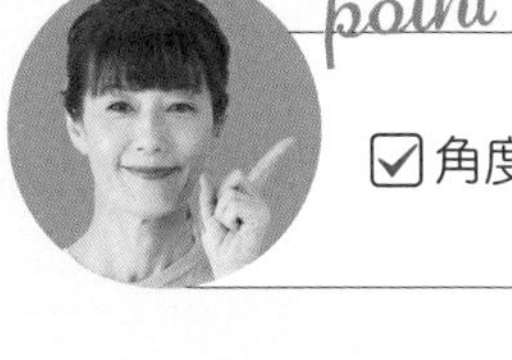

☑角度は目安です。無理のない範囲で行なってください。

2

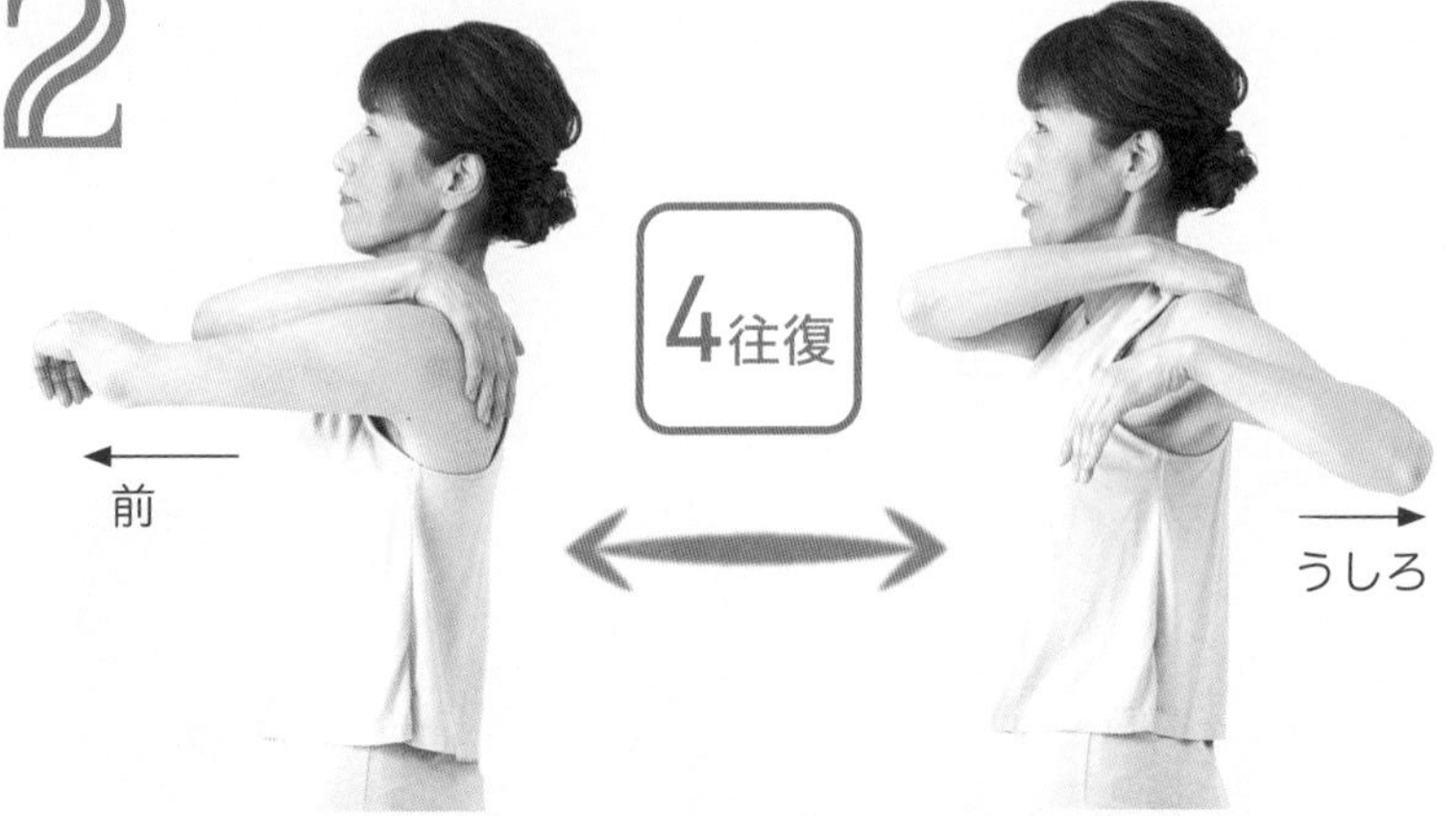

前　うしろ

▶右手は肩甲骨に添えたまま左のひじを水平に上げ、腕を前～うしろ、前～うしろ、と4往復させます。

3

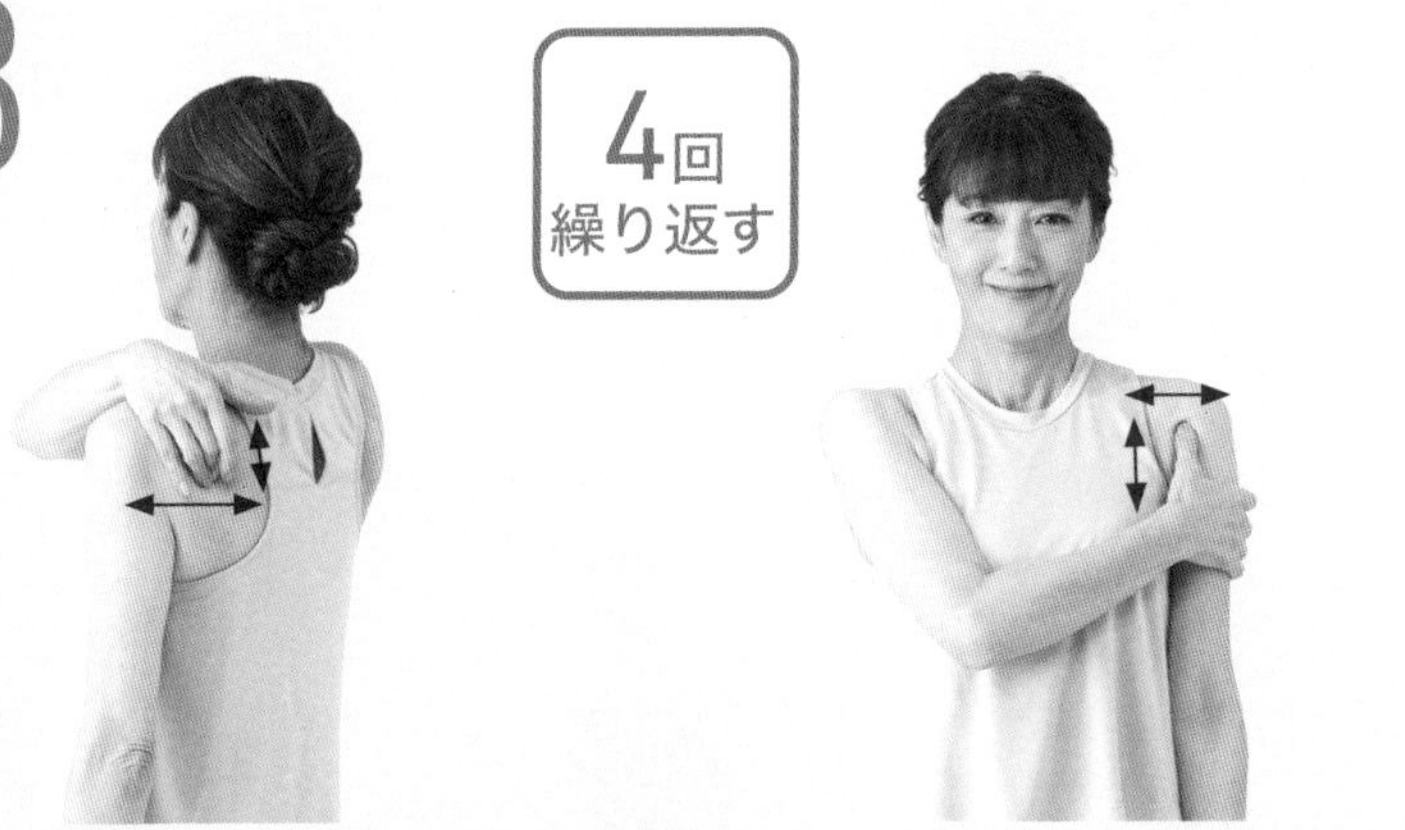

▶左手を下ろし、右手の指先で肩甲骨とその周辺（痛いところ）を、右～左、上～下と、4回繰り返してもみほぐします。

▶右手の親指で肩とその周辺（痛いところ）を、同じように右～左、上～下と、4回繰り返してもみほぐします。

4

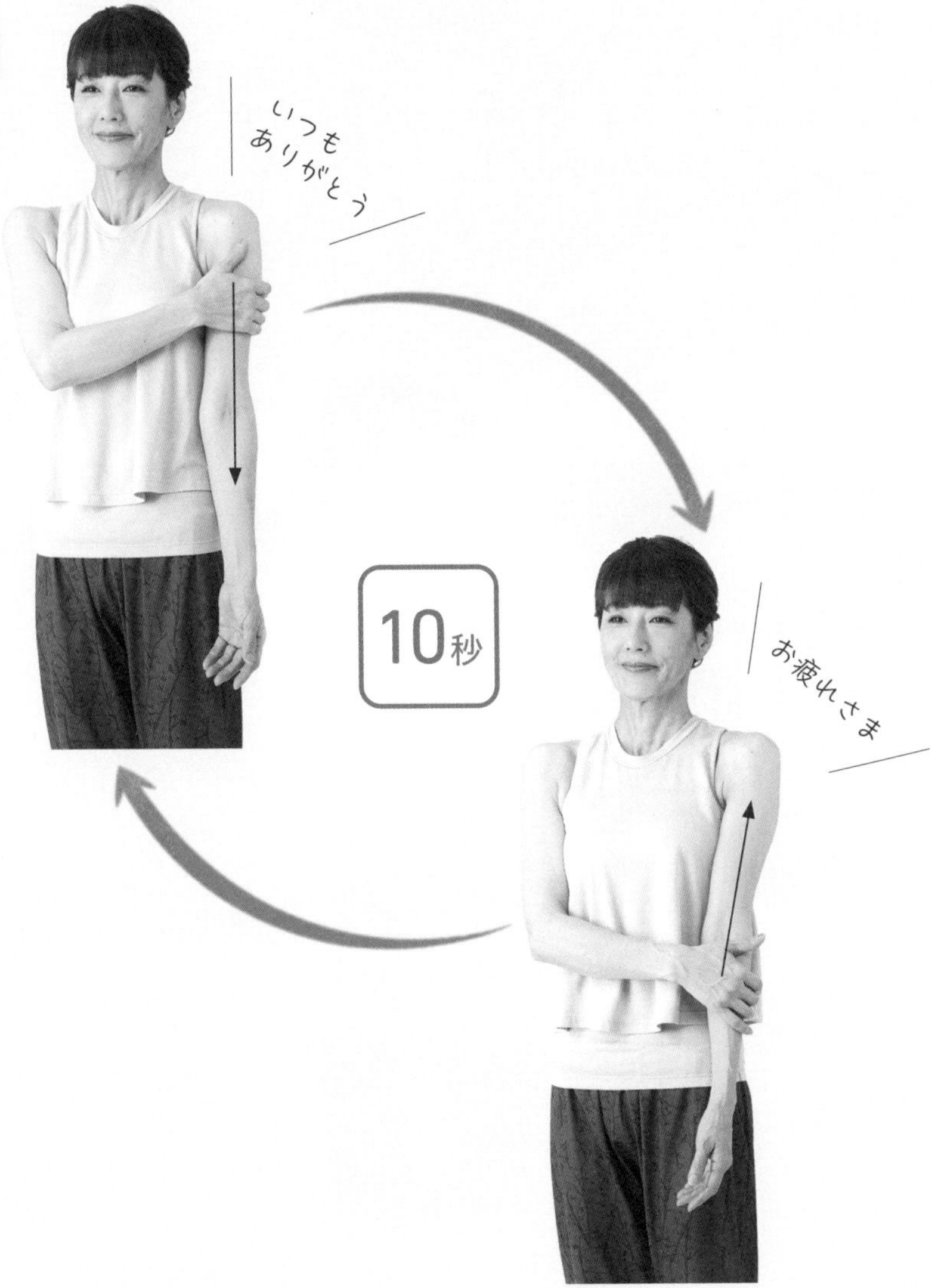

▶右手で10秒かけて左腕全体をやさしくさすったりなでたりして慈《いつく》しみましょう。

▶反対側も同様に1～4を行ないます。

うるおいリンパ流し
PREMIUM

上腕ほぐし

1

10秒
微振動

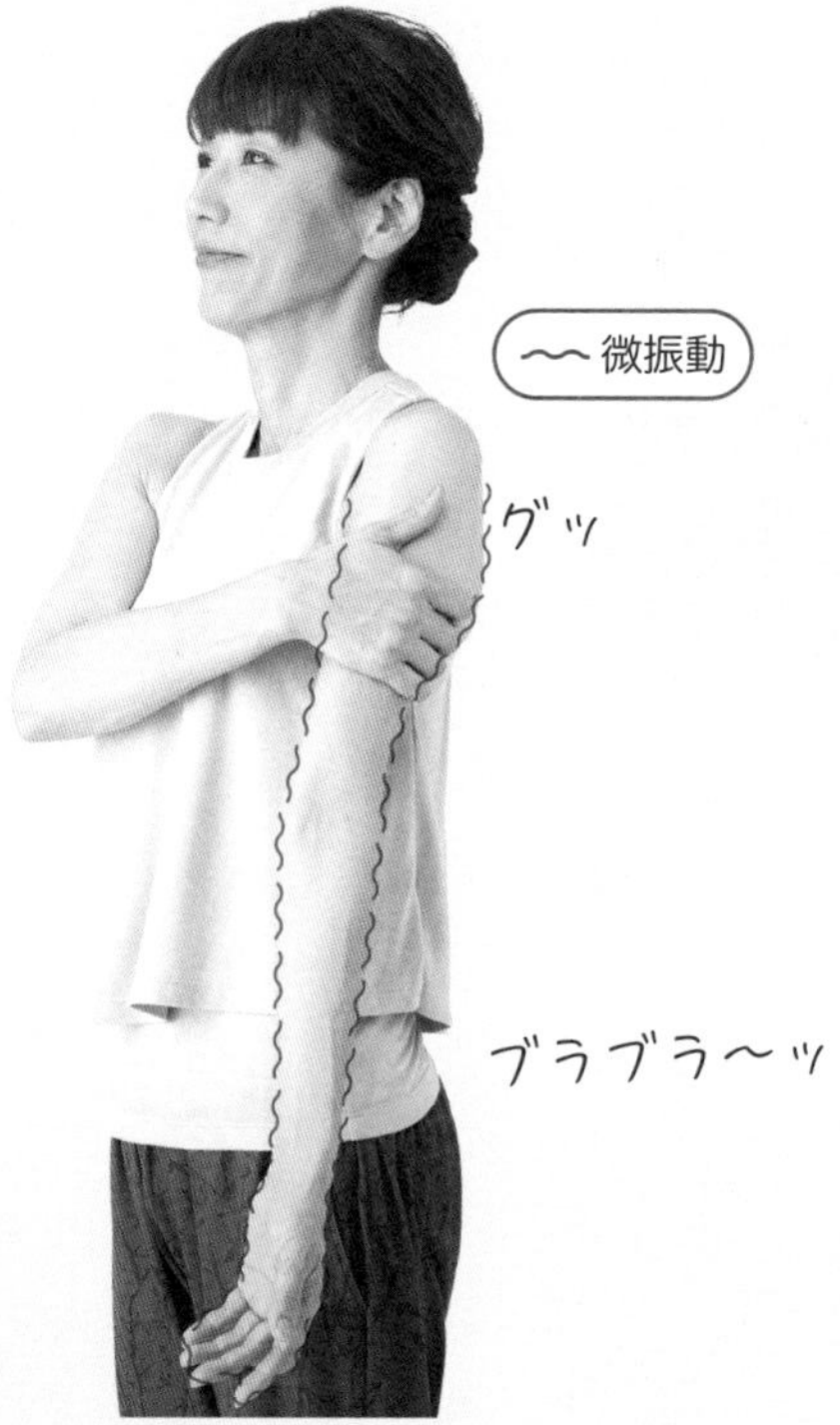

▶右手を左の上腕に添えて、左腕を軽くブラブラ〜ッと10秒揺らします。

▶そのあと、右手の人差し指・中指で、左腕の二の腕の部分を押圧し、痛いところを探してほぐしましょう。

2

▶左の前腕（ひじの内側より少し手首に近い部分）に右手を添えて、左腕を軽くブラブラ～ッと10秒ゆらします。

▶そのあと、右手の親指で左の前腕を押圧し、痛いところを探してほぐしましょう。

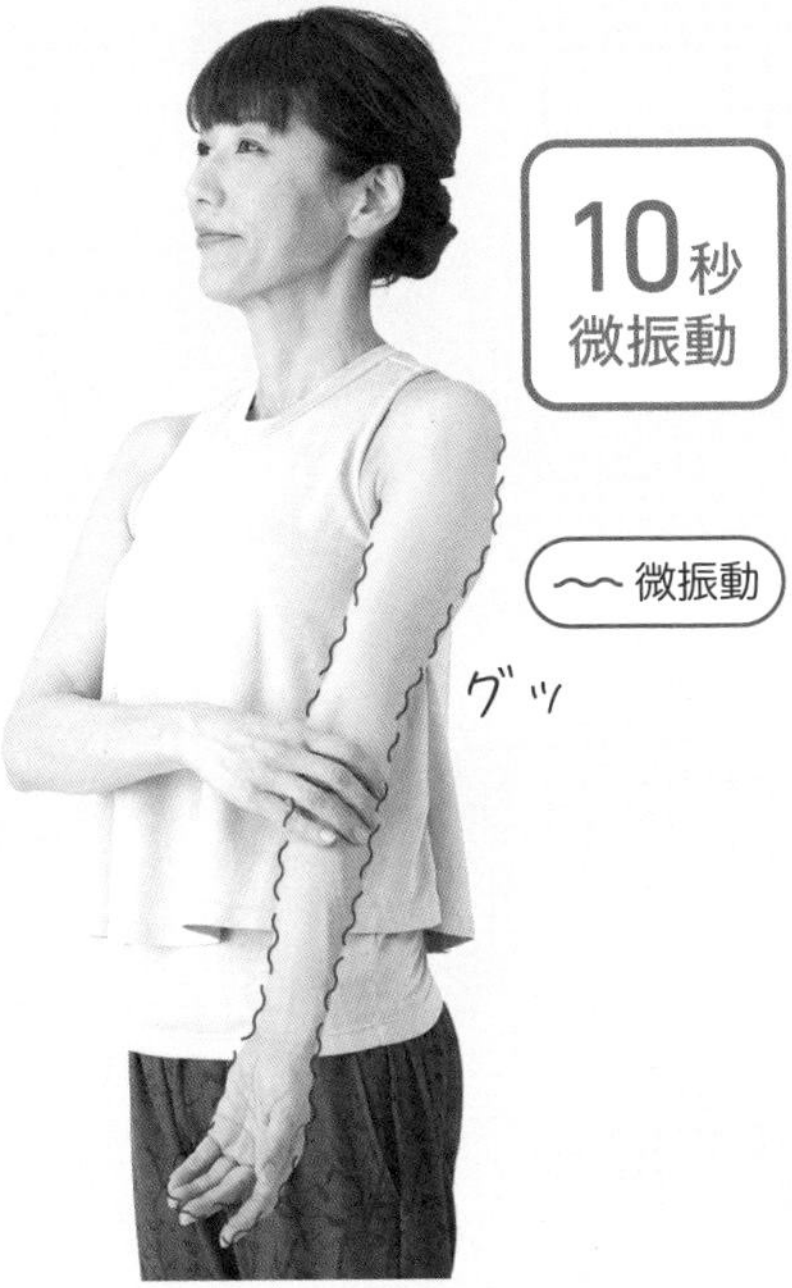

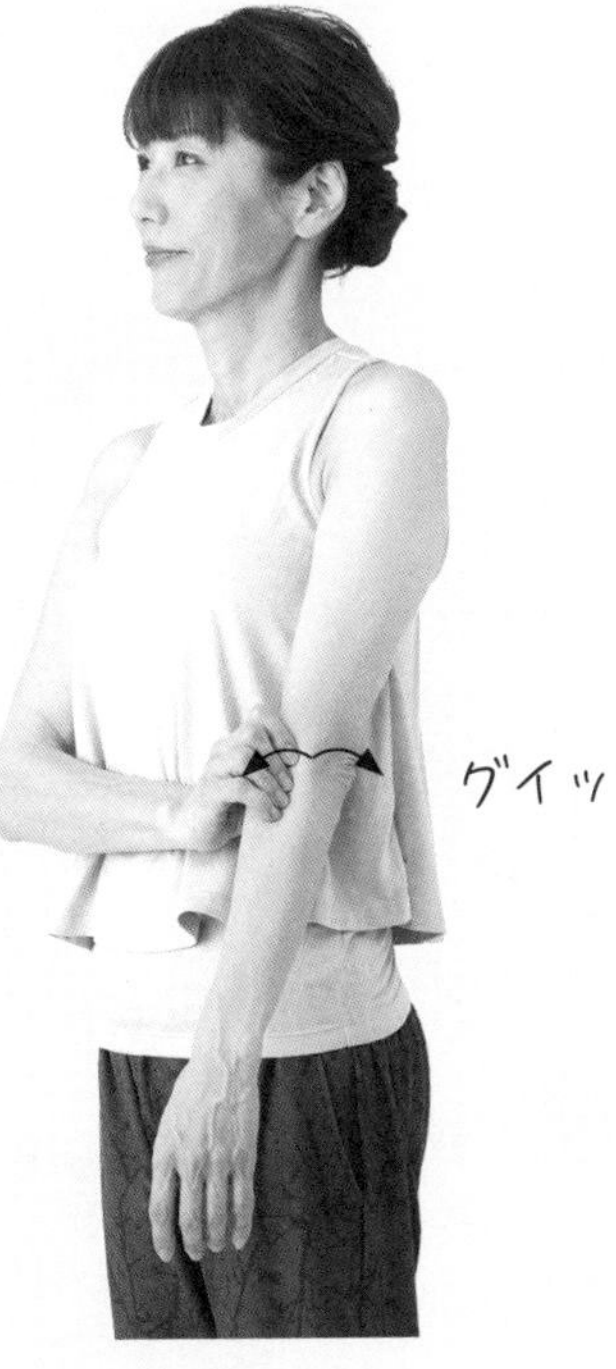

▶左上腕を右手の人差し指と中指で押圧し、痛いところを探し、左右にグイッとはがす感覚で力を入れていきます。

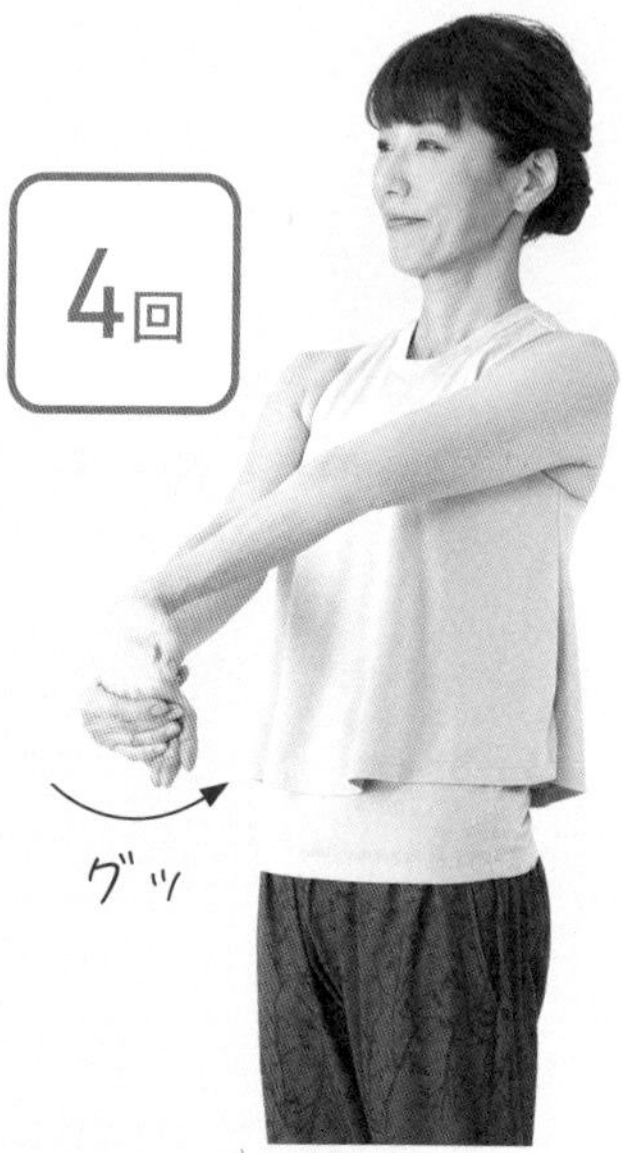

3

▶左腕を伸ばし、左手の第二関節、第三関節のあたりに右手を当て、指先から手のひらをグッと手前に返します。

▶右手をサッと離して、左の手のひらを脱力します。

▶4回繰り返します。

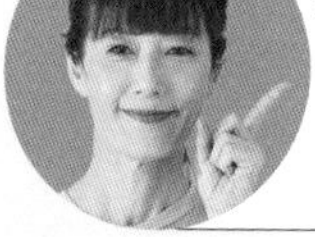

point

☑指先（第一関節）だとすべったり傷めたりするので注意。

10秒

▶左手の指を1本ずつ、右手の指先で包み込むようにしながら10秒もみほぐします。

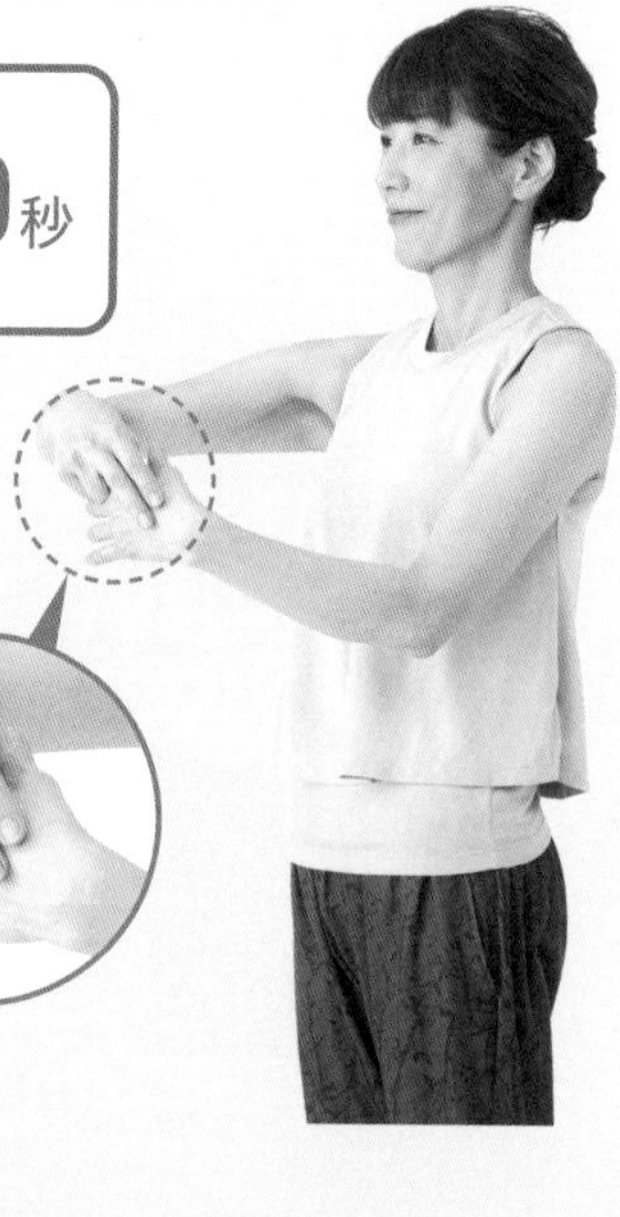

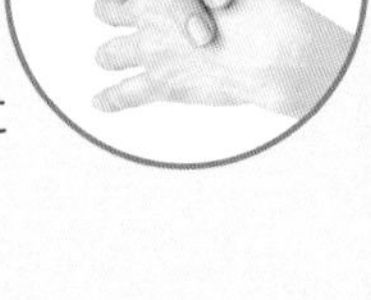

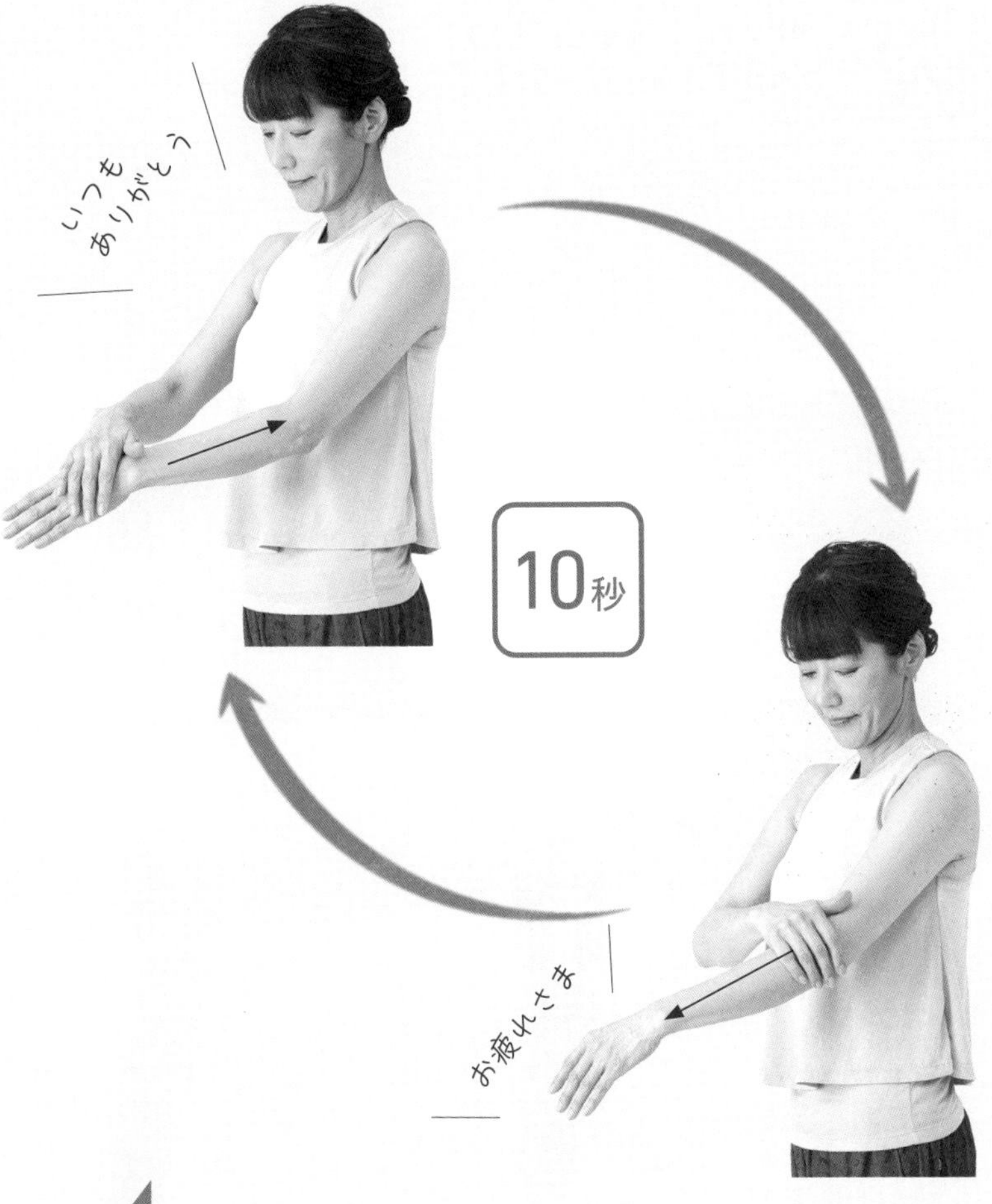

4

▶左の指先からひじのあたりまでを、右手でやさしくさすったりなでたりして慈《いつく》しみましょう（10秒）。

▶反対側も同様に1～4を行ないます。

うるおいリンパ流し
PREMIUM

かかと落とし

▶力を抜いて自然に立ち、両手のひらを正面に向けます。
▶その姿勢のまま、かかとを上げてつま先立ちになり、ストン！とかかとを床につけます。4回繰り返します。
▶口の中で舌を上あごにつけ、上下の歯は食いしばらず、少し離しましょう。

4回
繰り返す

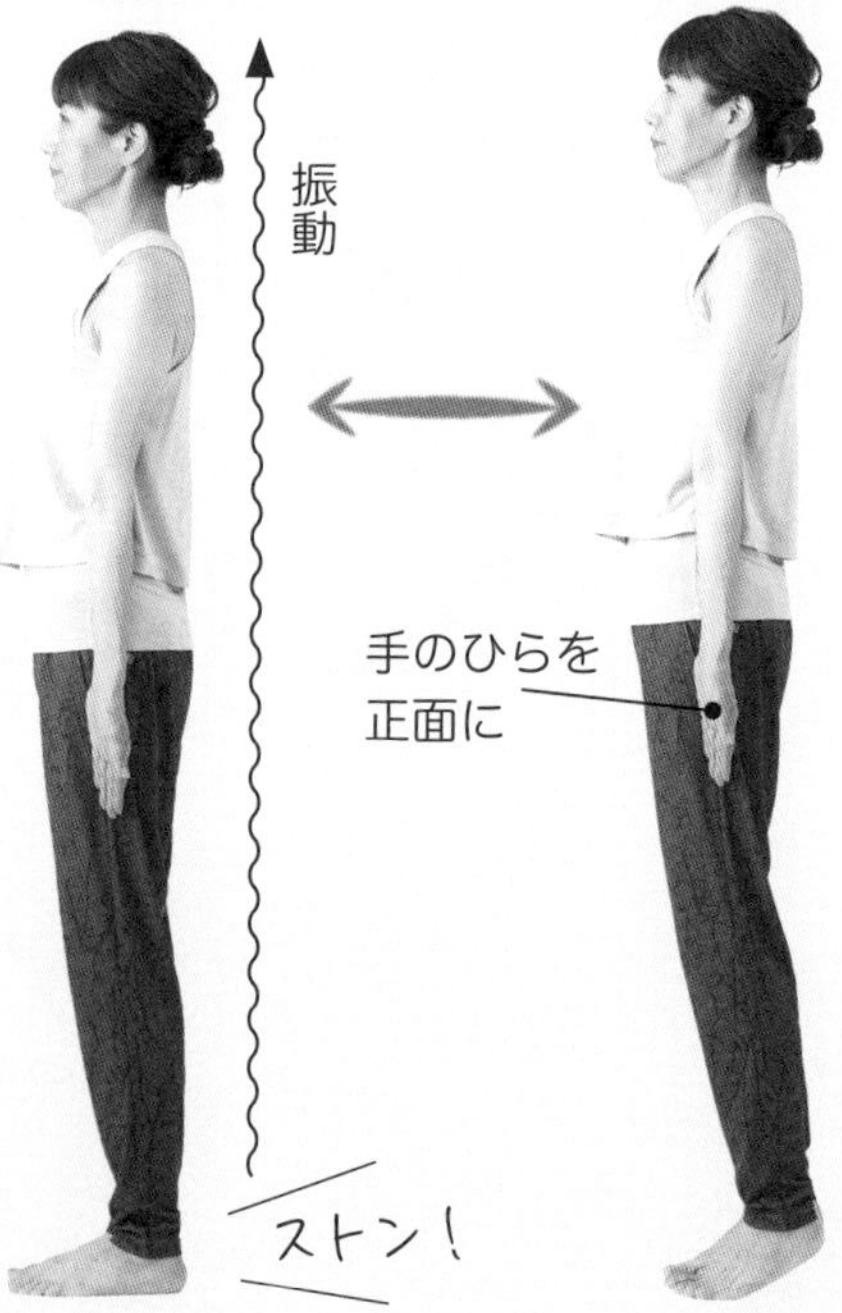

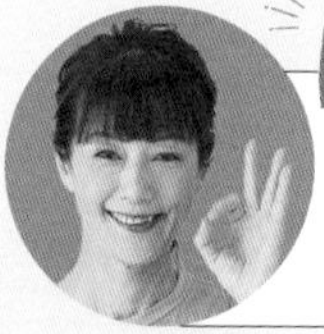

point

☑かかとから入った振動を身体全体に響かせる感覚で。

うるおいリンパ流し PREMIUM

壁グッと

▶壁に平行の向きで自然に立ち、腕をできるだけ水平に伸ばして壁に手をつきます。

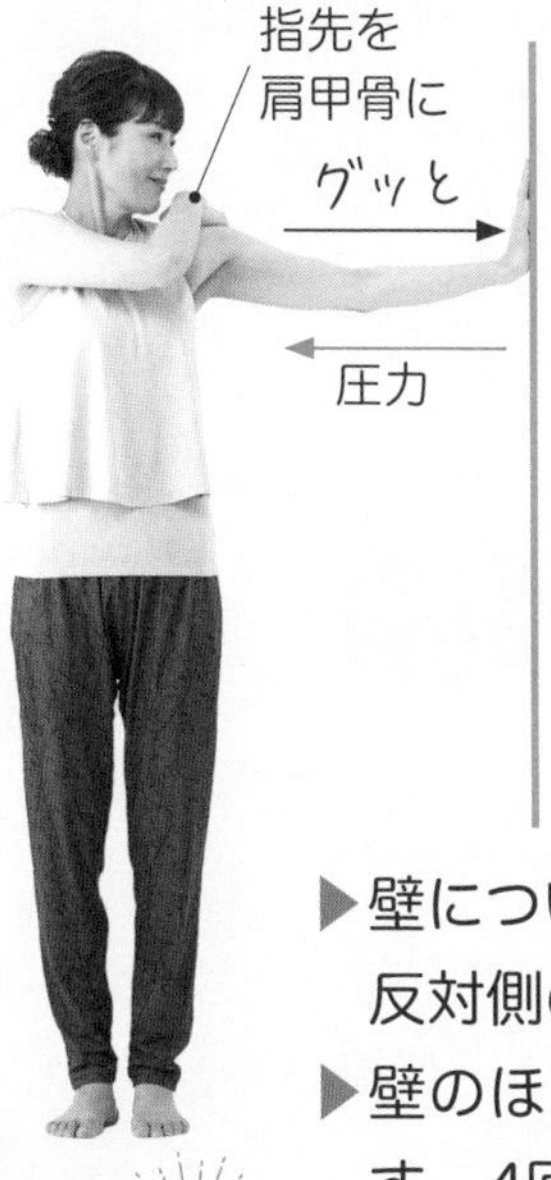

左右
4回
ずつ

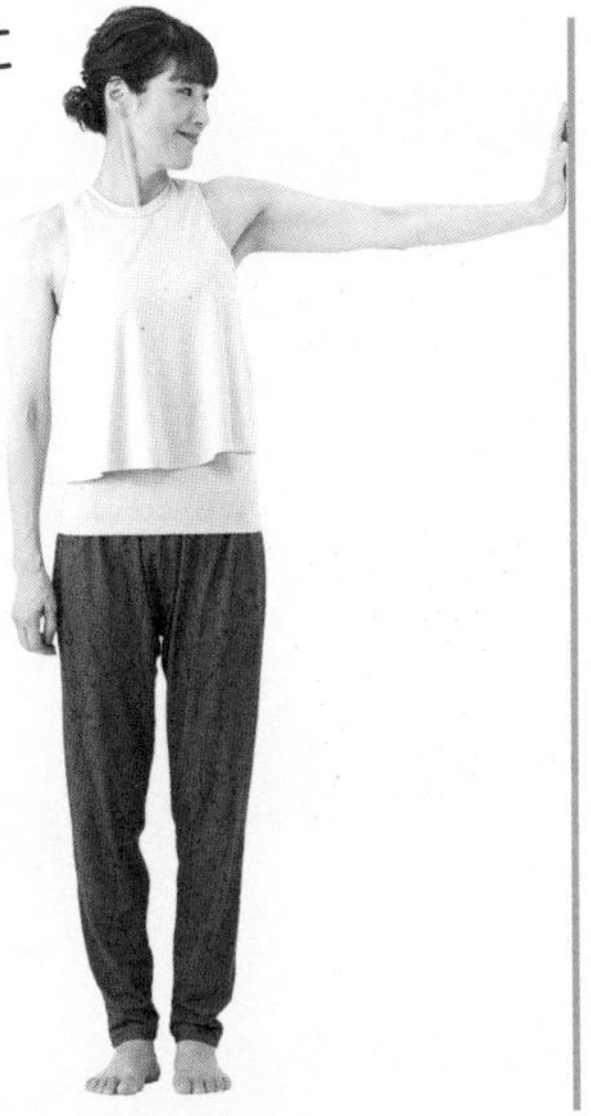

▶壁についている腕の側の肩甲骨のあたりに、反対側の指先を上から添えます。
▶壁のほうに体重をグッとかけて壁を押します。4回繰り返します。反対側も同様に。

point

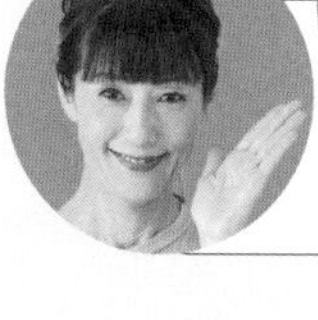

☑手のひらに感じる圧力を、腕の骨を通して肩甲骨に伝える感覚で。

うるおいリンパ流し
PREMIUM

プラーナ

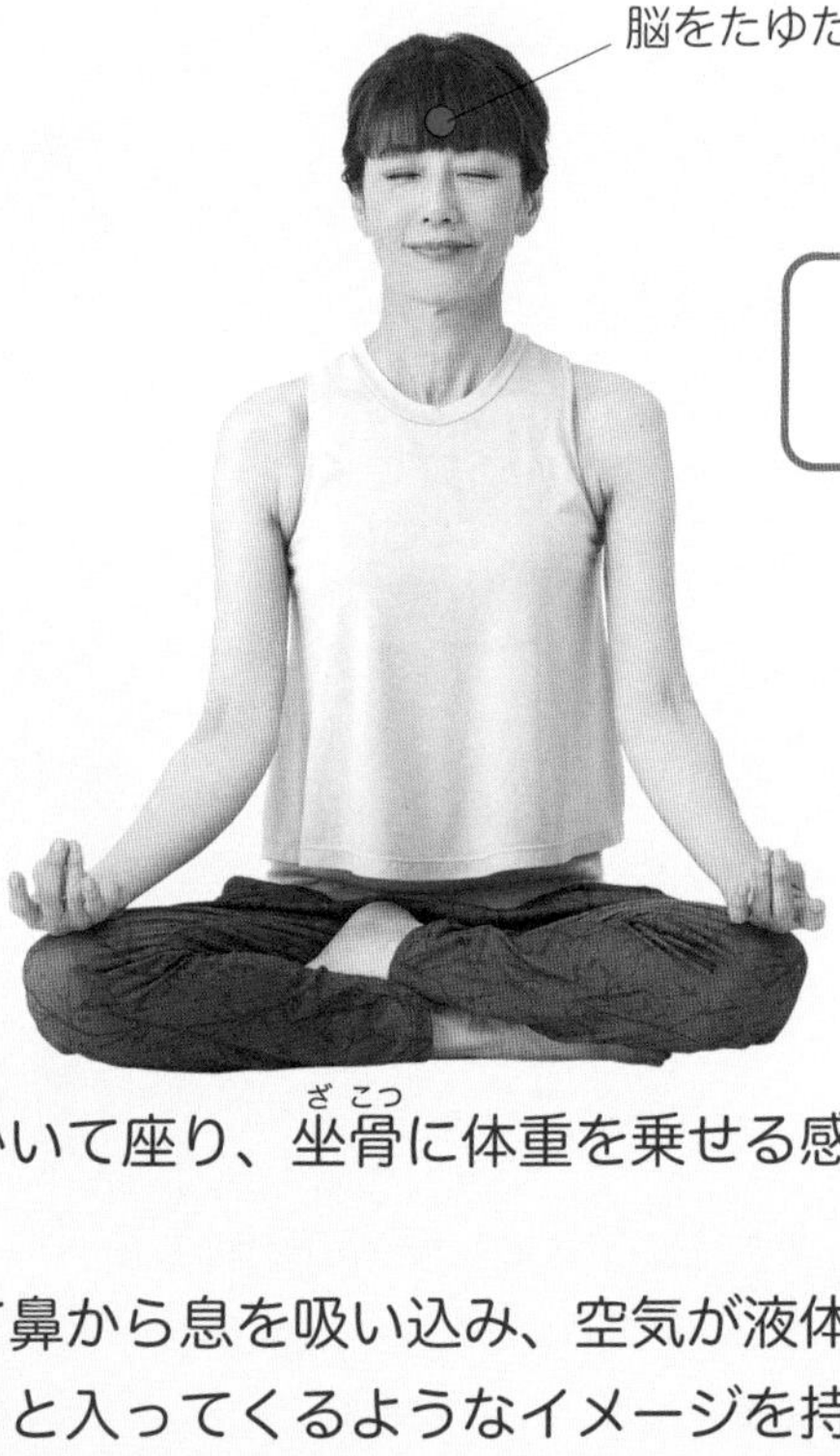

1分

▶あぐらをかいて座り、坐骨《ざこつ》に体重を乗せる感覚で骨盤を立てます。
▶目を閉じて鼻から息を吸い込み、空気が液体となって脳の中にスーッと入ってくるようなイメージを持ち、自然に呼吸を続けます。
▶その液体を頭の中にたゆたわせて脳をチャプチャプと浸し、汚れや悩み・不安など、ネガティブなものを洗い流し、口から出していくイメージで、フーッと長く息を吐き切ります。

※プラーナとはサンスクリット語で「呼吸」「息吹《いぶき》」などを表す言葉です。

PART 4

リンパがきれいに流れる身体と心のつくり方

本パートでは、リンパケアから少し離れて、「歩く」「立つ」「座る」をはじめとする生活動作において、意識しておきたいポイントを紹介します。

これらを実践することで、身体と心への無理な負荷を軽減することができ、結果として、リンパやリンパ液、血液のめぐりがよくなります。

リンパがきれいに流れる　歩き方

●「日本古来の身のこなし」を目指しましょう

まずは、日常でもっとも多い動作のひとつである「歩き方」から始めましょう。歩きながらインナーマッスル（深層筋《しんそうきん》）を活性化し、リンパ液の滞りやむくみを改善することができます。

意識したいのは、能や狂言、日本舞踊の演者のような「日本古来の身のこなし」です。頭を上下動させず、太ももから前に出すようにして歩いてみましょう。身体も自然とまっすぐに立つはずです。「腔《くう》」（36ページ）を立たせると、下半身に無駄な力が入りません。

大腰筋と横隔膜はつながっています

首にある頸椎《けいつい》から尾骶骨《びていこつ》までつながっている脊柱《せきちゅう》、いわゆる「背骨」のうち、腰にあるものを腰椎《ようつい》と言います。

横隔膜と大腰筋

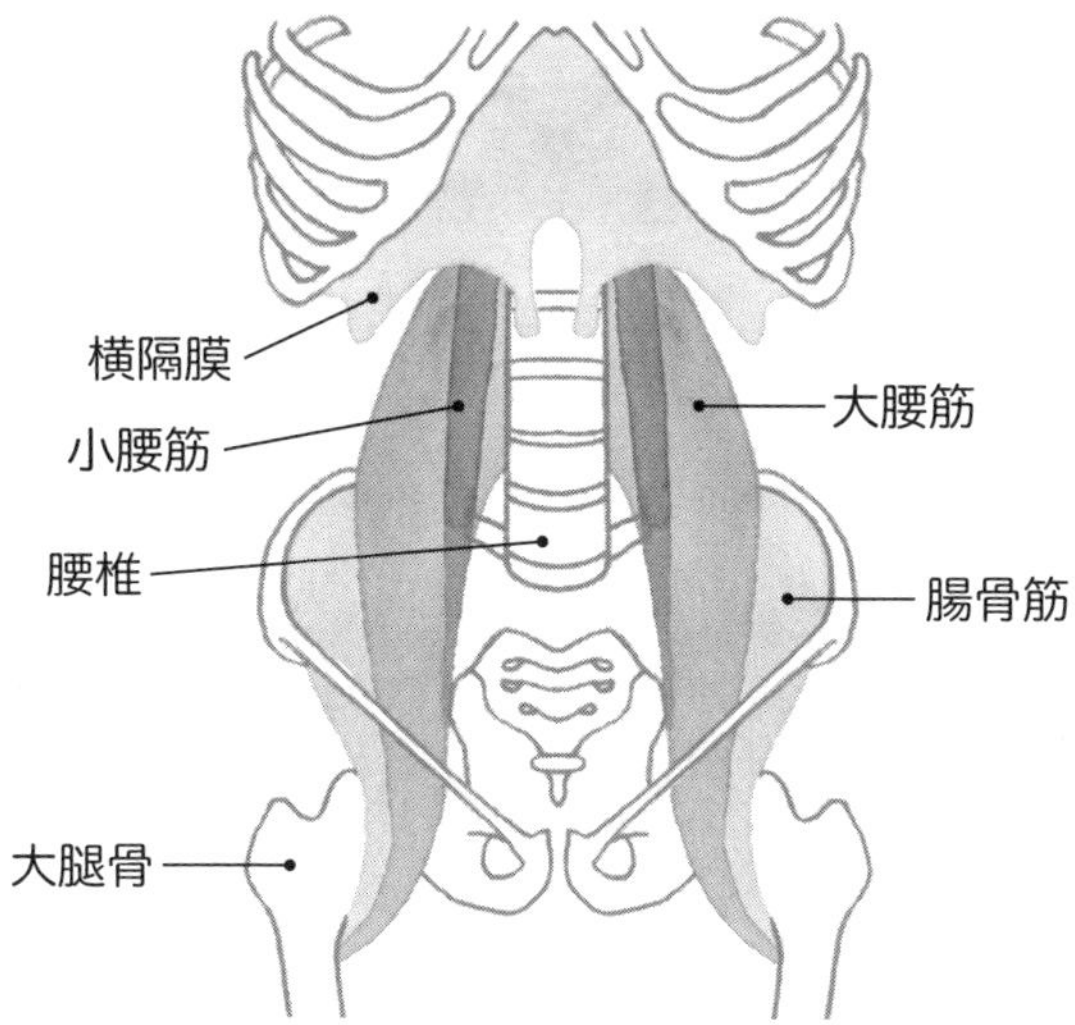

腰椎は、頭部を含む重い上半身を支えながら、前後・左右に動いて身体のさまざまな動きを担っています。この腰椎から大腿骨《だいたいこつ》につながっているのが大腰筋《だいようきん》。腰椎の少し下には骨盤があり、骨盤から大腿骨につながっているのが腸骨筋《ちょうこつきん》です。これらが衰えたり、大腰筋と腸骨筋だけに負荷をかけすぎたりすると、だんだん疲労が溜まり、むくみの原因になります。

先に述べた「日本古来の身のこなし」

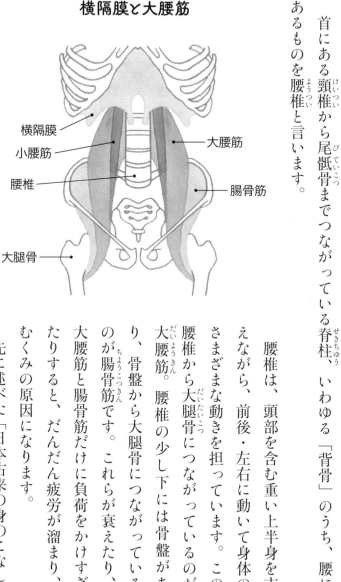

日本古来の身のこなしを目指しましょう

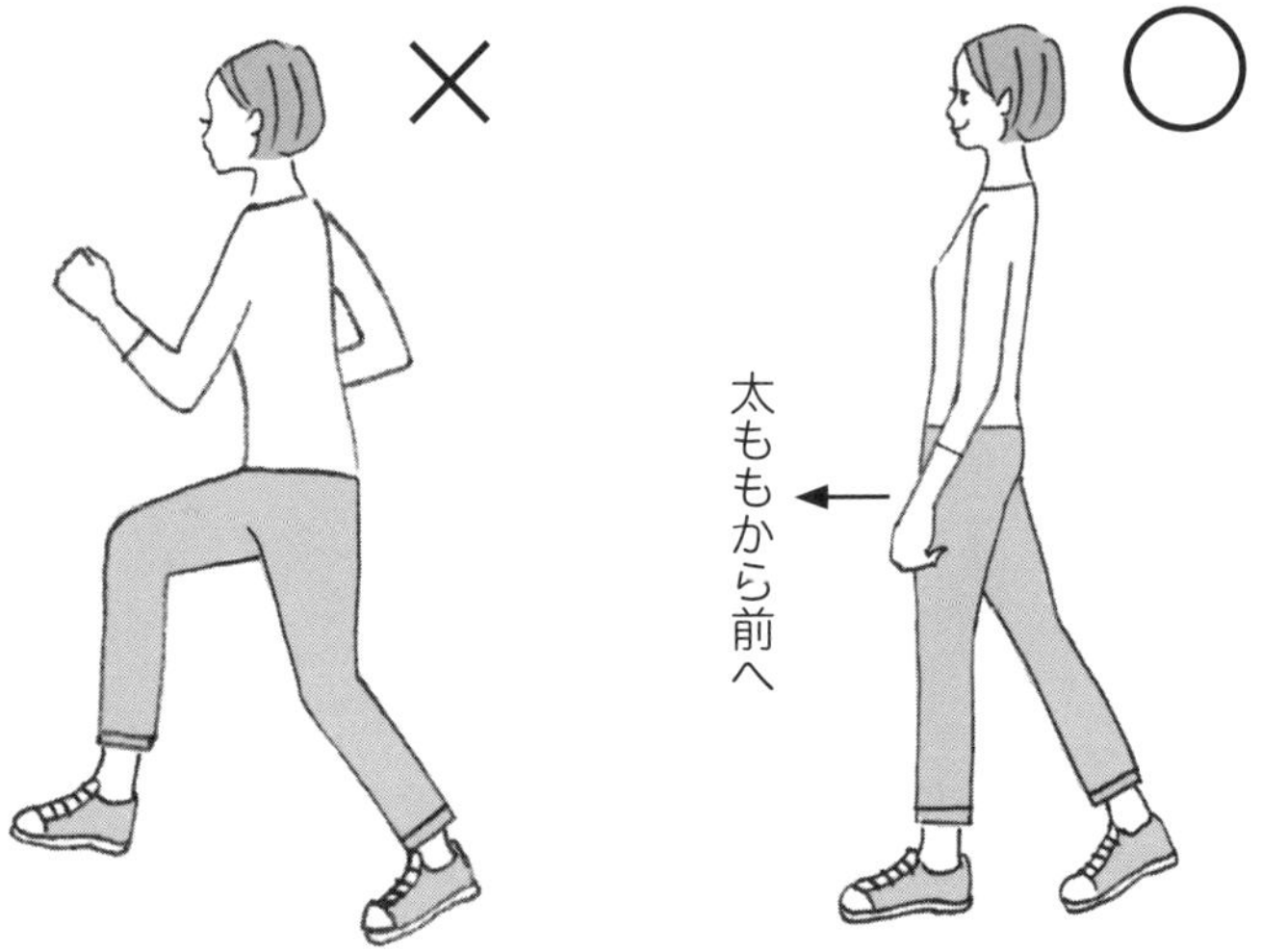

は、大腰筋と、それにつながっている横隔《おうかく》膜《まく》を使っています。連動する筋肉すべてを使うことで、負荷を1カ所に集中させずに済み、また歩行によって生み出される波動を大腰筋から横隔膜へと伝えていくことで、インナーマッスル全体をゆるめていくことができるのです。

この歩きの対極にあるのが、「兵隊さん」の行進のような、膝《ひざ》を高く上げて大きな足音を立てる歩き方です。

「兵隊さん歩き」は、下半身の筋肉を目一杯使って歩くので、外側の筋肉を鍛えて大きくすることには役立ちますが、特にリンパ液を流すという意味では、「日本古来の身のこなし」がおすすめです。

足首が柔らかくなると、さらに美しく歩くことができます

さらに気をつけたいのが、「足首」です。

現代の生活では、床に座るよりも、イスに座ることのほうが多くなっています。しかし、イスに座ってばかりいると、足首の筋肉を使う機会がないので、足裏と足首をつなぐアキレス腱も使わなくなって癒着《ゆちゃく》が生じ、固くなってしまいます。

アキレス腱は、ふくらはぎの表層にある腓腹筋《ひふくきん》と、その奥にあるヒラメ筋とをかかとの骨につないでいる腱で、人体において最大の腱です。

腓腹筋・ヒラメ筋は血流とリンパ流においてはポンプ機能を果たしていますが、アキレス腱が固くなっていると、ふくらはぎの筋肉の動きも妨げられ、結果として、血流もリンパ流も悪くなってしまいます。

また、見た目にも、かかとから足先までの動きがスムーズでなくなり、ペンギンのように「ペタペタ」と歩くようになります。

さらに、体重移動がうまくできないことで転びやすくなるほか、外反母趾《がいはんぼし》や内反小趾《ないはんしょうし》（足の小指の変形）などの原因にもなります。

●「和の暮らし」が役に立ちます

では、足首をゆるめるには、どうしたらいいのでしょう？

まずは、1日の中で、正座などで床に座る時間を意識的につくりましょう。床の上で立ったり座ったりという動作を繰り返すことは、アキレス腱の緊張と弛緩《しかん》を繰り返すことにもつながります。

入浴時に、湯船の中で足首をグルグルと回すのもおすすめです。湯船に浸かって温まると血行がよくなるのに伴って、リンパ液の滞りも改善されていきます。さらに、固くなった筋肉も柔らかくなるので、とても効果的です。

できれば控えていただきたいのが、ハイヒールです。かかとの高い履《は》き物《もの》は、アキレス腱を極度に緊張させます。「昔はよく履いていたけれど、最近はあまり……」という方でも、アキレス腱が固いままの場合がありますので、注意が必要です。

外出のとき、足裏の体重移動を意識して歩いてみましょう。アキレス腱をはじめとする足首まわりの筋肉への偏《かたよ》った負担を軽減しながら、筋肉をゆるめることができて一石二鳥。この歩き方なら、「ペタンコ靴」でも美しく歩くことができます。

たまには正座して足首を柔軟に

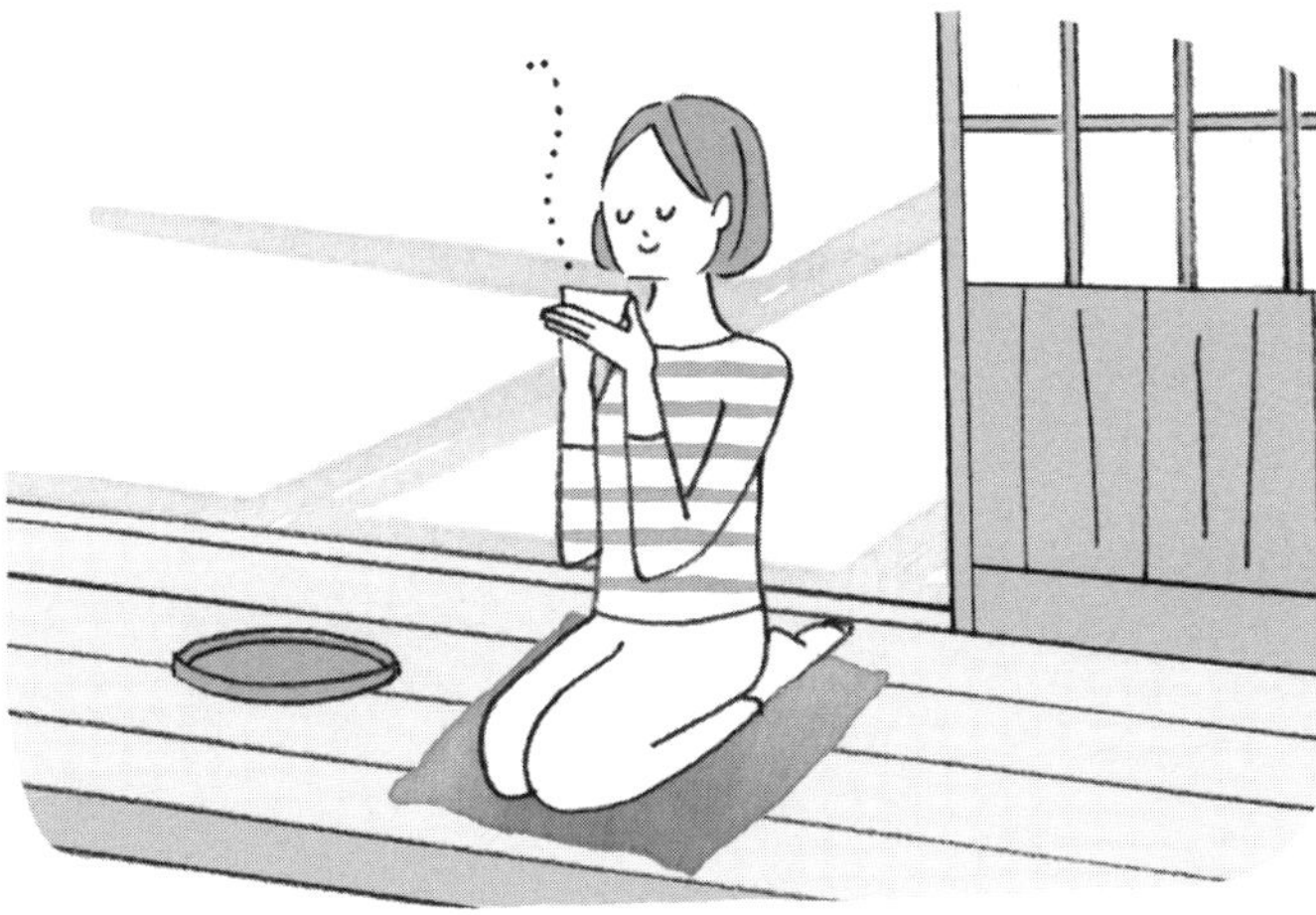

湯船で足首をゆるめましょう

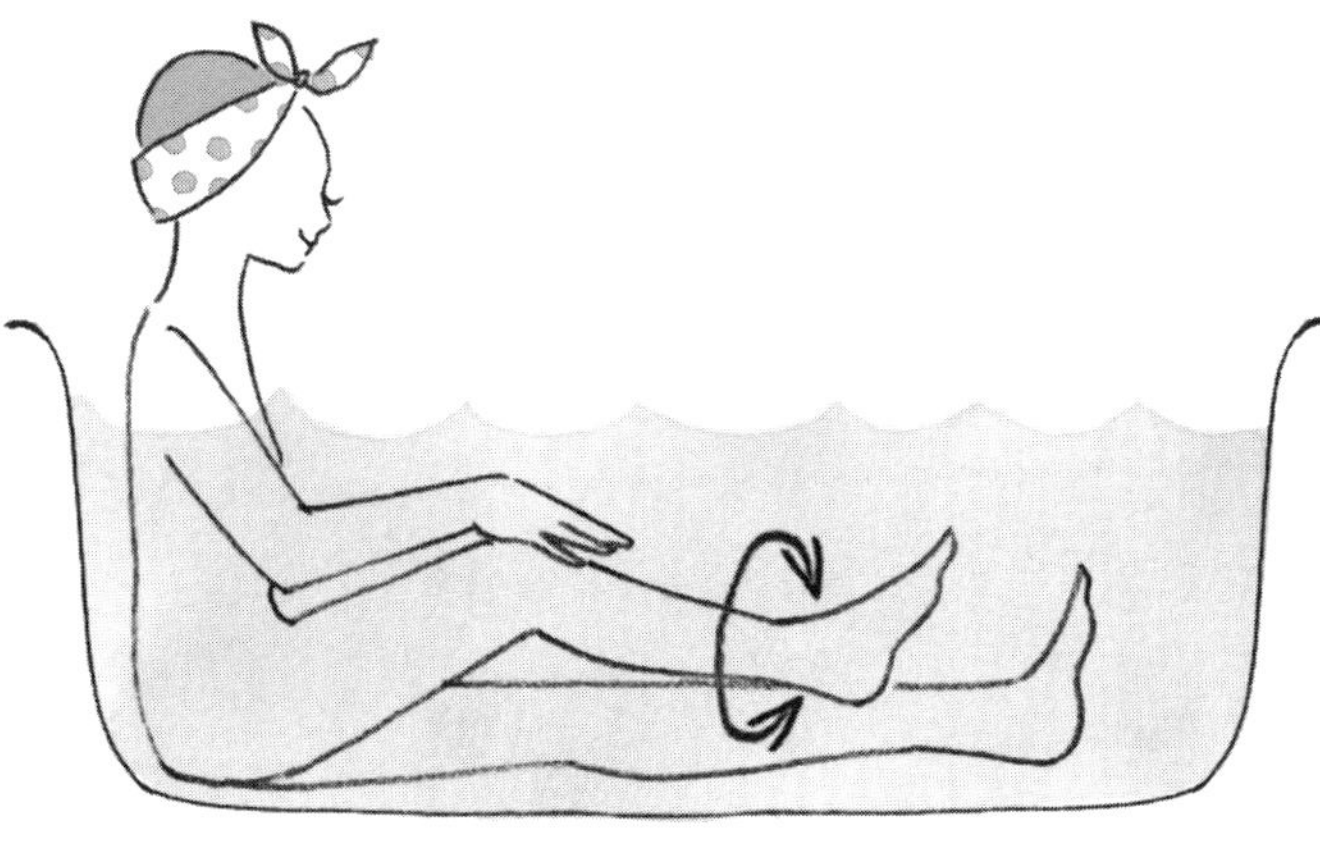

リンパがきれいに流れる 座り方

坐骨の延長線上に頭蓋骨を乗せるイメージです

次に、座り方について説明していきましょう。

繰り返しになりますが、リンパとリンパ液がきれいに流れるためには、「腔」を立たせておくことが大切です。

ではここで、自然にイスに腰掛けてみてください。

頭はどの位置にありますか？　坐骨《ざこつ》より前に出ていないでしょうか。

上半身の腔を広く取り、また、腰への負担を少なくするためには、坐骨の真上、延長線上に頭蓋骨《ずがいこつ》がくるイメージを持って座るようにしましょう。参考にしたいのは着物。着物を着るときは腰に帯があり、必然的に腔がしっかりと確保されます。

この姿勢をとったときに「つらいな」と感じる方は、おそらく背中に力が入りすぎています。背中をまっすぐに伸ばして大きく深呼吸。肩の力を抜いて、頭をそっと背骨の先端に乗せる感覚で。そうすれば、身体は自然に美しい姿になっていきます。

美しいお辞儀を身につけましょう

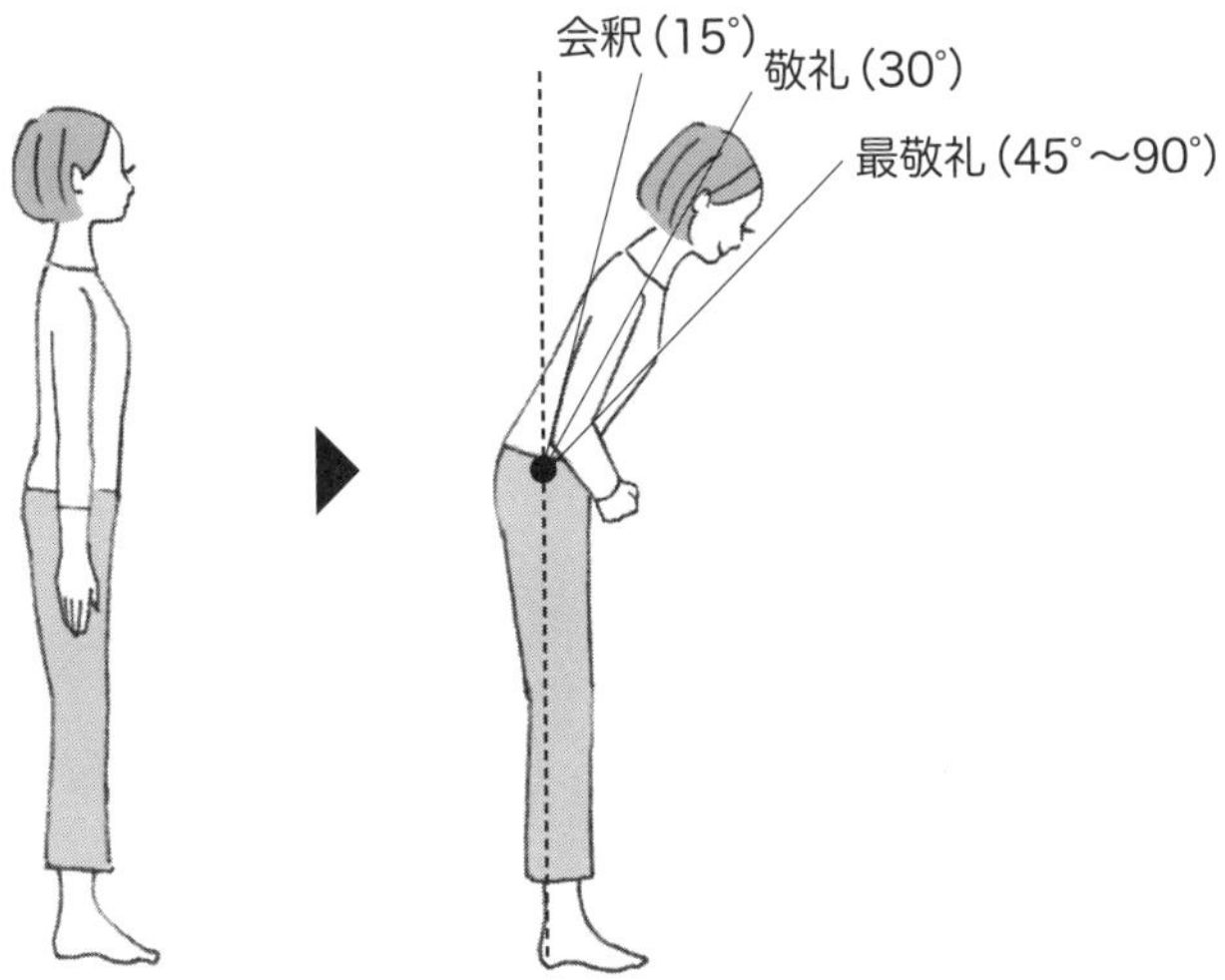

美しいお辞儀は「腰から上がまっすぐのまま」

お辞儀をするときにも、腰から頭の先までを一直線に保ちましょう。着物を美しく身につけた旅館の女将《おかみ》がお手本です。

視線は足先から1メートルほど先を見て、身体を腰から二つにスッキリと折り曲げます。このときも、上半身の腔は、先ほどのイスに座っていたときと同じです。

こうしてみると、日本古来の姿勢や所作、立ち居振る舞いなどは、身体に無駄な負担をかけないばかりか、美しさを伴うものであることがよくわかります。

リンパがきれいに流れる 眠り方

寝室を整えましょう

眠るときの工夫を考えてみましょう。

私たちの身体が修復されるのは、実は「眠っているとき」です。傷ついたり古くなったりしたものが修復されないと、それが老廃物となって蓄積して体内の慢性的な炎症を引き起こし、さまざまな不調の原因となります。

良質の睡眠には、環境整備が大切です。「真っ暗闇が怖い」という方は無理をする必要はありませんが、できれば就寝時は寝室を真っ暗にしましょう。暖色の常夜灯くらいであればよいと思いますが、避けたいのはＬＥＤのような真っ白な明るい光です。睡眠中も私たちの肌と脳が光に反応してしまい、休息と修復の時間が妨げられます。

寝具は、ほどよい固さのものを選び、柔らかすぎるものは避けましょう。「ほどよい」というのは、寝返りが楽に打てる程度です。私たちは寝ている間であっても、常に身体を動かして、骨格のバランス調整を行なっているのです。

●寝床に入ったらまずやってほしいことがあります

ベッドや布団などの寝床に入ったら、手足を上下にまっすぐに伸ばして、深い呼吸をしてください。そして、すっきり眠りにつけるよう、身体をゆるめましょう。

①全身に力を入れます。目も口も手も足も、肩も肛門も、すべてにグッと力を入れて閉じる感覚です。このときに痛くなる部分があれば、「そこをゆるめたほうがよい」というサインですので、微振動を伝えるなどしてゆるめましょう。

②全身に力を入れたあと、今度は一気にゆるめます。思いっきり息を吐いて、脱力してください。スッキリしたなと感じるまで、繰り返して構いません。

イヤなことがあった日や忙しかった日、寒かった日などは、特に身体が固くなっているものです。この動きを繰り返すことで、身体はもちろん、心のこわばりもゆるんでいくことでしょう。

緊張と弛緩を意識的に繰り返すと、インナーマッスルにも刺激となって伝わります。するとリンパやリンパ液が円滑に流れて、血流も向上します。

ただし、目が覚めてしまうほど激しくは行なわないように注意してください。

●「楽しかったこと」を声に出して言いましょう

私たちの脳には、「眠る前に考えたことを睡眠中に繰り返す」という特性があります。怒りながら、あるいは、イヤだったことが吹っ切れないまま眠ると、悪夢や後味の悪い夢を見ることが多いのは、そのせいです。しかし、この特性を逆にうまく利用すれば、健やかな眠りを手に入れることができます。

まず寝床に入ったら、その日にあったうれしかったことや楽しかったことを思い出してください。そして、それらを声に出して言うのです。

「庭にかわいい花が咲いていた」「久しぶりに彼女と話せて楽しかった」「夫や子どもが夕食を美味《おい》しいと言ってくれた」などなど……。事の大小は関係ありません。大切なのは、声に出すことです。

自分の発した声が脳に直接インプットされ、楽しかったりうれしかったりした出来事が、眠りに入ったあと、脳内でリフレイン（反復）するのです。

もし、入眠前にイヤなことを思い出してしまったら？

そんなときもありますが、いろいろ思い出したあと、それでも最後は楽しかったことで終わるように心がけましょう。そして、いいことだけを声に出して言いましょう。そうすれば、翌朝もすっきり元気に目覚めることができるでしょう。

●眠れないときは無理に眠ろうとしないで

私は薬剤師なので、以前は調剤薬局で投薬や服薬指導の仕事に就いていたのですが、そんな中、「今日も眠れなかったらどうしよう」という不安や相談を口々に持ちかけられることが多くありました。

そんなとき私は、「眠れなかったら、無理に眠らなくていいですよ。必要な分はもう眠れていますから」と伝えていました。「眠れなかったらどうしよう」という不安が、不眠をいっそう呼び込むと思うからです。

脳は、眠っている間に、日中起こったことを整理しますから、眠らないとその作業が完遂《かんすい》できず、パニックに陥ってしまいます。昼間にある程度平常に過ごせているのなら、睡眠は充分に取れています。

心配しなくても大丈夫です。「眠れないな」と感じても、楽しかったことや、これからしてみたいことを考えて静かに過ごせば、いつの間にか眠っているものです。

リンパがきれいに流れる　呼吸

●「長い呼吸」でリラックスしましょう

たとえば緊張したときなどに、手足が冷たくなることはありませんか？

それは、緊張で血管が収縮して、特に末梢《まっしょう》部分の血行が悪くなってしまっているからです。血流とリンパ流はほぼ同じですから、緊張やストレスの多い生活というのは、リンパやリンパ液のめぐりにとっても、決してよくありません。

呼吸は、意識的にできる運動のなかで、唯一、身体を心に結びつけられるものだと言われています。たしかに深呼吸をすれば気持ちが落ち着きますし、ストレスにさらされると、知らずに「浅い呼吸」をしているものです。

私がおすすめしているのは、「長い呼吸」を習慣化すること。

横隔膜をゆるめて、肋骨《ろっこつ》の内側に大きく空間を取ることができれば、肺が膨らみやすくなって、長く大きな呼吸ができるようになり、副交感神経を優勢にすることができて、気持ちが常に安定します。

●横隔膜をゆるめましょう

日常生活で横隔膜を意識するのは、しゃっくりが止まらないときくらいかもしれません。そんな横隔膜を、意図してゆるめるのは、そう簡単ではなさそうです。

そこで利用したいのが、下半身です。歩き方の節（83ページ）でも説明しましたが、腰椎と大腿骨をつなぐ大腰筋は、横隔膜につながっています。これを利用して、横隔膜をゆるめましょう。

まず、足を伸ばして座ります。そして、下半身をゆらゆらゆら～っと波打つように揺らします。筋肉はつながっていますから、波動が徐々に横隔膜に伝わります。

次に、上半身を揺らします。座り方の節（88ページ）で説明したように、坐骨の延長線上に頭蓋骨が来るように座ったら、まずは大きくひと息。肩にグッと力を入れて、一気に弛緩させましょう。

これで、体の前面、背面ともに、ほどよく力が抜けたはずです。

そして、わかめをイメージして、前後方向、左右方向、それぞれにゆらゆらと揺れて身体をゆるめましょう。繰り返していると、横隔膜周辺がしなやかになってきます。

これらの動作を行なっていると、自然に肋骨の中が広くなり、肺にたくさんの空気が送り込めるようになります。

鼻から吸って、口からフーッと長く息を吐きましょう。胸とともに、背中が動くようになれば、なおうれしいですね。

実はこの呼吸法を体得するのは、少し難しいというのが正直なところです。実際にお会いして体験していただくと、肋骨の中が広がるのを多くの方が実感してくださるのですが、セルフケアの場合は特に背中を自分では見られないので、実感していただくのがなかなか難しいかもしれません。

けれど、心配は無用です。

大切なのは、下半身と上半身がこの運動によって、しっかりゆるめられていることと、呼吸による空気とエネルギーの出し入れが、しっかり頭の中でイメージできていることです。

あまり難しく考えすぎず、家事や育児の合間、テレビを見ているときなど、ちょっとした空き時間などに、取り組んでみてください。

横隔膜をゆるめましょう

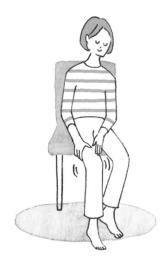

1

▶イスに腰かけて足を伸ばします。
▶片側の太ももに両手を添え、静かに揺らします。
▶太ももだけでなく、太もも〜ひざ下〜つま先まで、足全体をユラユラ〜ッと揺らします。
▶その振動がおなかの中（横隔膜）にまで伝わっていることを感じます。
▶反対側の足も同様に。

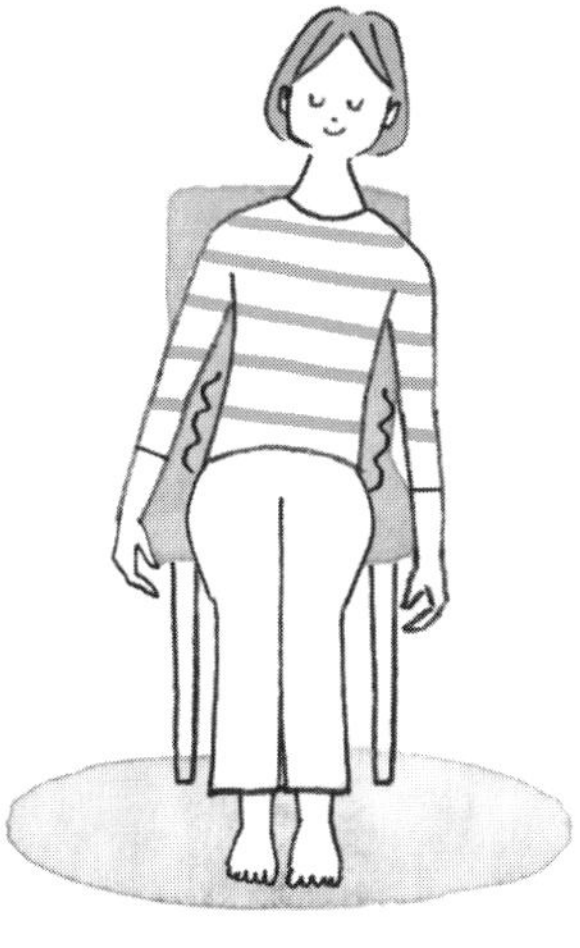

2

▶坐骨の延長線上に頭蓋骨が来るように座り、まずは大きく深呼吸。
▶肩にグッと力を入れて、一気に弛緩。
▶目を閉じて、腰からおなかをユラユラ〜ッと静かに揺らします（魚が泳ぐような感覚で）。

リンパがきれいに流れる　食事

「腹八分目に医者いらず」は真実です

リンパやリンパ液がきれいに流れるための、特別な食事法というのは、実はありません。健やかな身体づくり、心づくりのためには、栄養バランスの取れた食事をしっかりと摂ることが大切です。

私たちの身体は細胞で形成されていますが、すべての細胞の栄養源となるのは、食べ物です。それを省略することはできません。私たちの身体は、食べたものでできています。

食事は、ゆっくりとよく噛んで食べましょう。しっかり咀嚼《そしゃく》して食物を小さくすることで胃や内臓への負担を軽くできますし、唾液《だえき》をしっかりと分泌し、口内で食物と混ぜることで、除菌や殺菌の効果も果たします。

食べる量は腹八分目がおすすめです。満腹になるとかえって内臓や脳の働きが鈍くなることがあると言われています。「腹八分目に医者いらず」は本当のようです。

●自炊を楽しめる暮らしは「体にいい暮らし」です

新型コロナウイルス感染症の流行により、家にいる時間が増えたという人の中には、「それなのに、意外と太らないんですよね」という方がいます。

よく話を聞いてみると、そういった方々の共通点として、「自炊を楽しんでいる」ということが挙げられます。

外食をすると、提供される料理にはどんな食材や加工品が使われていて、どれだけの調味料や添加物が使われているかがわかりません。私たちの想像以上に、砂糖や油脂類など、体液のめぐりを妨げるものが入っていることも多いのです。

自炊をすると、素材から選ぶことができますし、何より自分好みの味に仕上げることができます。

身体づくりの基本は食事。外食や惣菜の利用を否定するわけではありませんが、食生活をあまり人任せにしすぎず、自分でしっかり管理しましょう。

料理や食事を楽しめる気持ちがある暮らしは、それだけで、充分に健やかな暮らしだと言うことができます。

リンパがきれいに流れる 心の持ち方

「できないことを否定しない気持ち」が大切です

本書ではここまで、「ゆるめる」ということをみなさんにお伝えしてきましたが、本節では、それとは少し相反することを説明したいと思います。

本書で紹介しているリンパケアや、本パートで説明した立ち居振る舞いについて実践してくださった方々の中には、「ゆるめたいけれど、逆に固くなる」「じょうずにゆるめられない」という感想をお持ちの方がいらっしゃると思います。

「ゆるめる」とひと言で言っても、案外難しいものなのです。実は何にも考えていないときのほうが、ゆるんでいるのかもしれません。「ゆるめよう」と思えば思うほど、身体は固くなっていくものです。

けれども、「できなかった」と責めたり落ち込んだりするのは、絶対にやめましょう。自分を否定すればするほど、身体はさらに固くなり、心もこわばっていきます。

硬直した心から前向きな感情は生まれてきませんし、固くなった身体はどんどん動きが悪くなっていきます。

本書のリンパケアがうまくできなかったら、「や〜めた！」と、少し放っておいても構いません。そして、また気が向いたらやってみてください。

大切なのは、自分の身体と向き合う気持ちを持ち続けていることです。

また、「ゆるめましょう」と言い続けていますが、「ゆるみっぱなし」ではいけません。

緊張するときは、ピッと身体に力を入れられることが必要です。緊張すべきときに緊張し、ゆるめたいと思ったときにゆるめられる――そんな身体が理想です。

不調を感じておられる方の多くは、緊張と弛緩のバランスが偏《かたよ》っているように思います。

悪循環のはじまりは、「自分自身の否定」なのかもしれません。

じょうずにできないときは「ま、いっか。また今度にしよう」とスッキリサッパリ、別のことを楽しむのも一興です。

シワもシミも受け流す大らかさが美の秘訣です

美容についても同じことが言えます。

「きれいになりたい」と思うよりも先に、「このシワが目障《めざわ》り」「このたるみ、むくみがなければいいのに……」と、「自分の気になるところ」ばかりを考えていませんか？

もちろん、若い頃にはなかったシワやシミを見つければ、私だって落ち込みますし、何をしてもハリが戻らない肌を見てガッカリしたりもするものです。

けれど、それを「ダメだ」と否定するのは、もうやめておきましょう、と私は言いたいのです。

若い頃と今を比べたところで、何も始まりません。

「毎日がスタートライン」と言うと言いすぎかもしれませんが、「昨日より、なんだかいい感じ」と思うことができれば、それはとても素敵なことだと、私は思います。

その「昨日より、なんだかいい感じ」がいくつも重なっていけば、あなたの笑顔は輝いてくるでしょうし、自分に自信が持てるのではないでしょうか。

男女問わず、自分に自信がある人は美しく、すがすがしいものです。

しかし、大人になると、何の根拠もなく自信を持つのは難しいものですよね。

そこで、ＬＨＪメソッドによるリンパケアです。

毎日、繰り返しリンパケアに取り組んで、少しずつの変化を喜ぶ過程が、とても大切です。その積み重ねが自信となり、内面からの美しさを引き出してくれます。

身体はものすごく健康的なのに、気持ちがイジイジしている人って、想像しづらいですよね？

身体は心の容《い》れものであり、心は身体をつくるもの。

リンパケアで、心身両面のうるおいとハリを取り戻していきましょう！

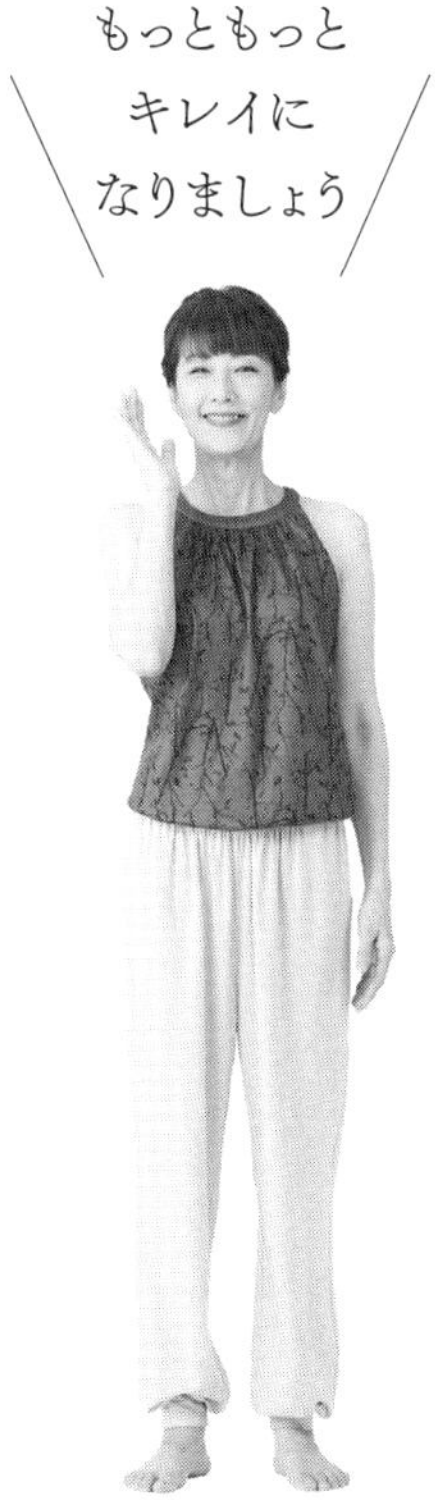

column

出すときはゆっくり 引くときはすばやく

人前に出たとき、「あ、この人きれいだな」と思わず見とれてしまう所作があります。

それは手元。

手先の動かし方は、意外なまでに、人の印象を変えるのです。ここで、手元を美しく見せるコツをお教えしましょう。

ポイントは「出すときはゆっくり、引くときはすばやく」です。

たとえば、お客様にお茶を出すとき。

指先までそろえて茶碗（茶托《ちやたく》）を持ち、「どうぞ」と言いながら、ゆっくりとお客様の前に出します。一方、手を下げるときは、スッとすばやく。ここでモタモタすると、美しくありません。

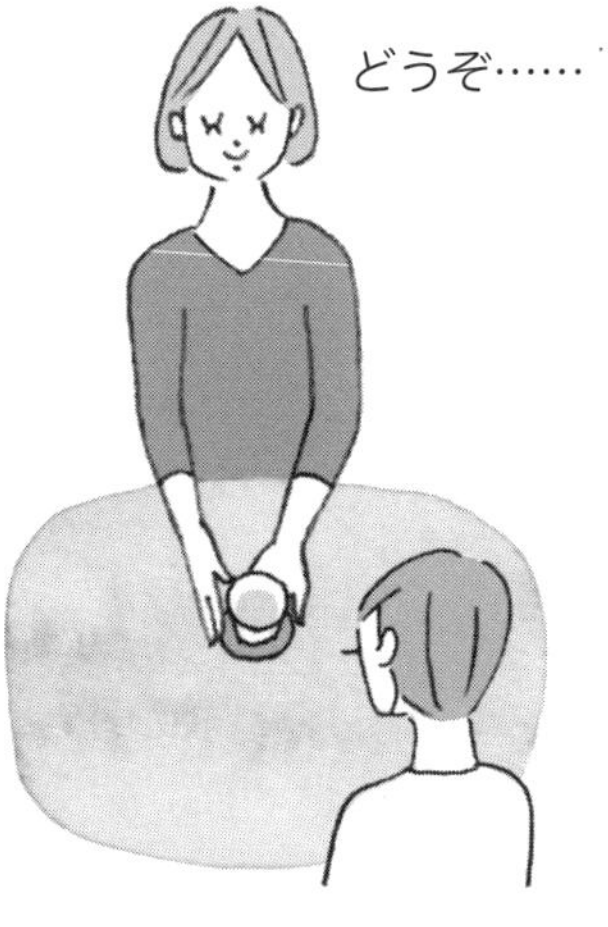

これは、日常生活のさまざまなシーンで使える原則です。ぜひ、実践してみてくださいね。

PART 5

おすすめします！「ながらケア」

#「ながらケア」でリンパがもっときれいに流れる身体づくり

朝のメイクをしながらリンパケア

筋肉には、「使うと固くなる」という性質があることは、すでに説明した通りです。筋肉が固くなってしまうと、リンパやリンパ液の流れが滞りがちになるので、筋肉をいつもゆるめておくことが、リンパケアにとってはとても大切です。

そこでおすすめしたいのが、「ながらケア」です。

朝、起きる前のベッドの中や、歯磨きのついでなど、毎日の生活の中に「チョコチョコと」リンパケアを挟んでいただきたいのです。

たとえば、朝のメイク時間。

チークブラシを使って顔から首筋をサッとなでるだけでも、れっきとしたリンパケアになるのです。

メイクをしながらリンパケア

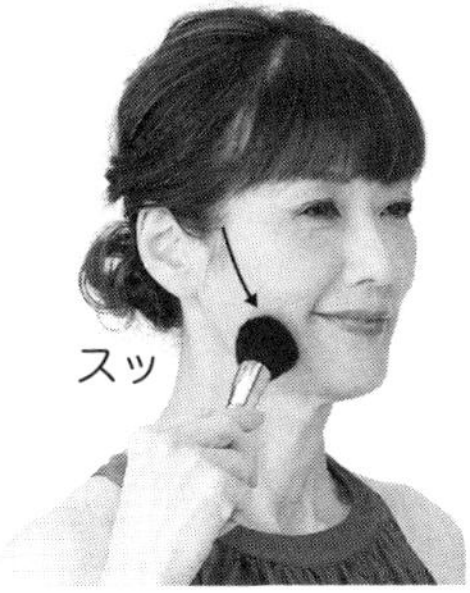

1 ※チークをぬる前に行なってください。

こめかみからあご下に向かって、チークブラシでスッと4回。

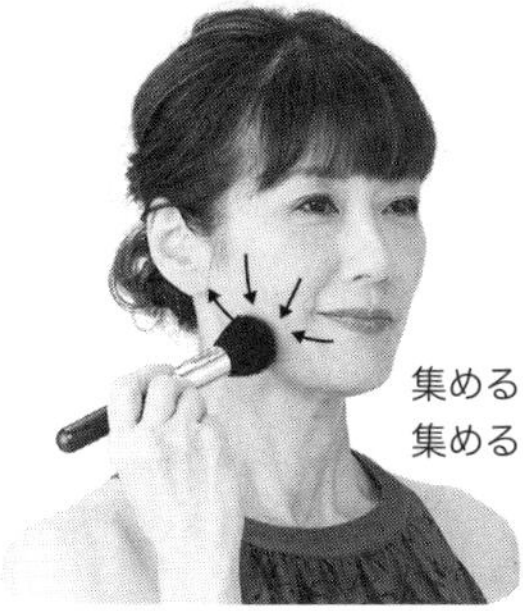

2

目尻、鼻の横、くちびるの下から、あごの骨の角に向かってそれぞれ4回ずつなでて、耳の下あたりに集める感覚で。

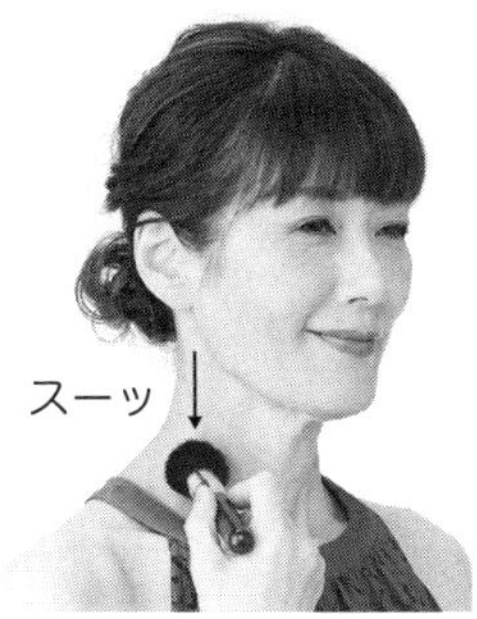

3

最後に、胸《きょう》鎖《さ》乳《にゅう》突《とつ》筋《きん》を上から下にスーッと4回。反対側も同様に。首から上の水分が鎖骨のリンパ管に流れやすくなり、むくみが解消！

ながらケア①

起床時に
目覚めのスイッチオン！リンパ

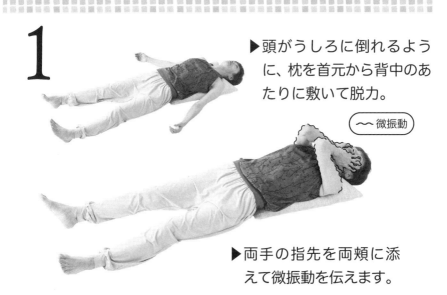

1

▶頭がうしろに倒れるように、枕を首元から背中のあたりに敷いて脱力。

▶両手の指先を両頬に添えて微振動を伝えます。

2

▶右下半身と左下半身を「開いて、閉じる」の繰り返し。つま先だけではなく、太ももから足全体を動かしましょう。4回繰り返します。

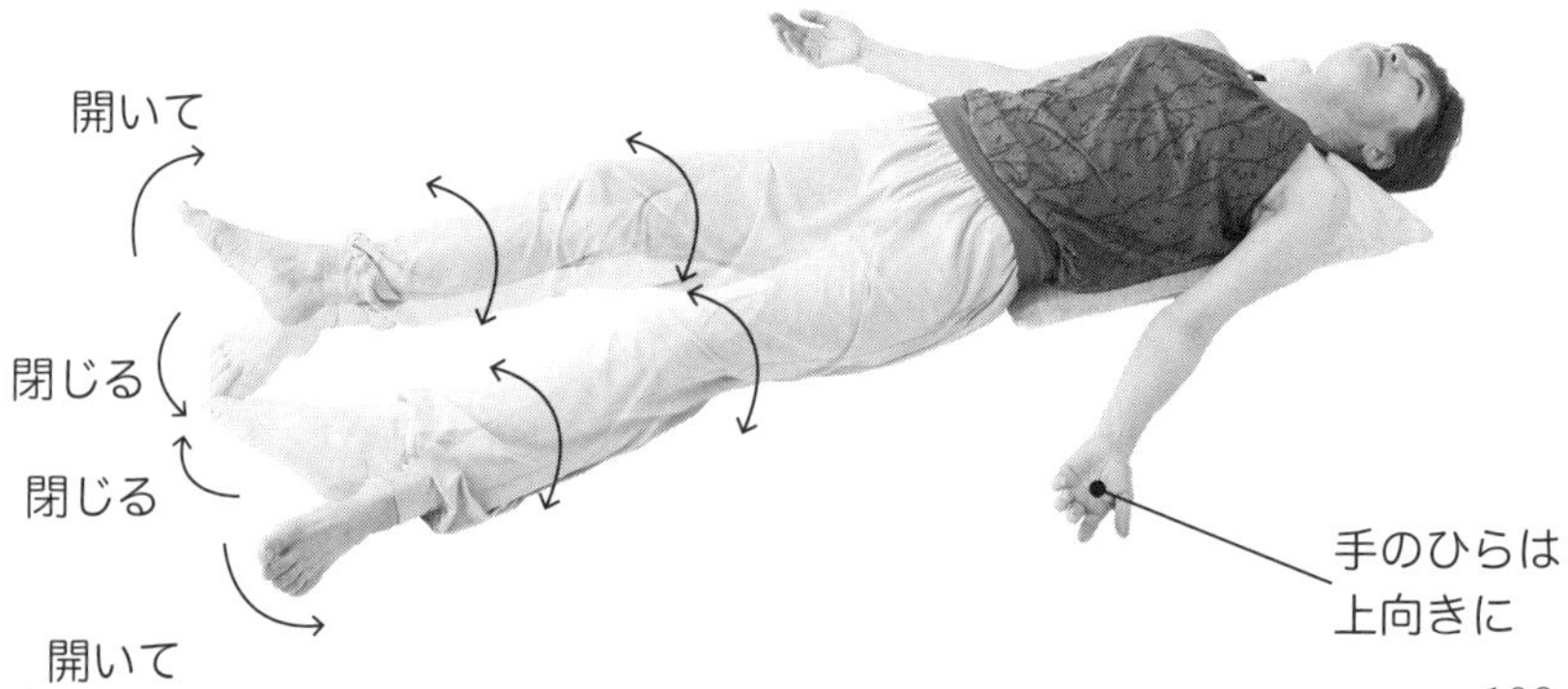

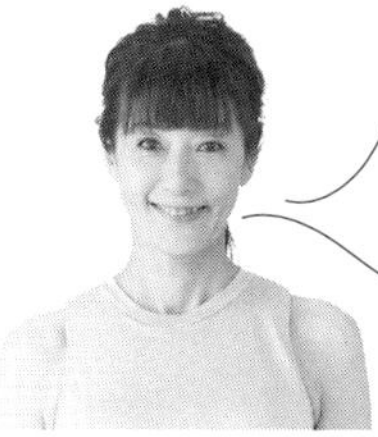

朝の目覚め、起き上がるまでの時間を利用して。
1日の最初にやる気スイッチをオン！

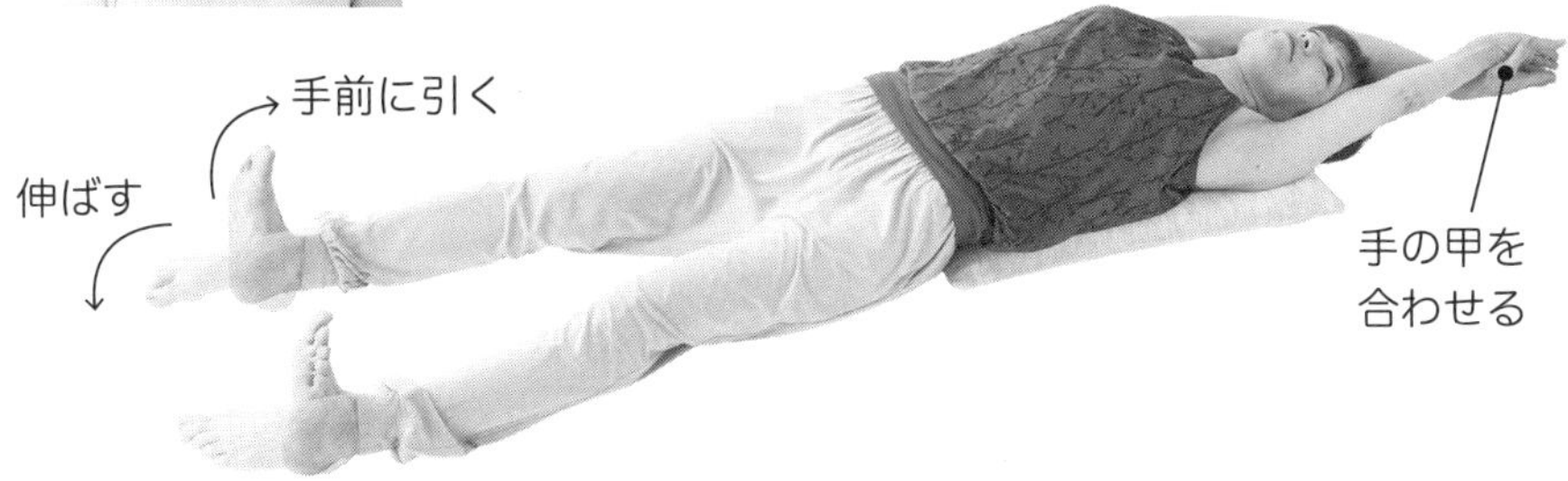

3

▶上半身は手の甲を合わせて腕を伸ばし、下半身はつま先まで伸ばします。

▶全身をピーンと伸ばして落ち着いたら一度脱力し、今度はつま先を手前に引いてかかとを突き出す感覚でもう一度全身を伸ばします。呼吸は自然に。

4

▶最後に思い切り脱力します。

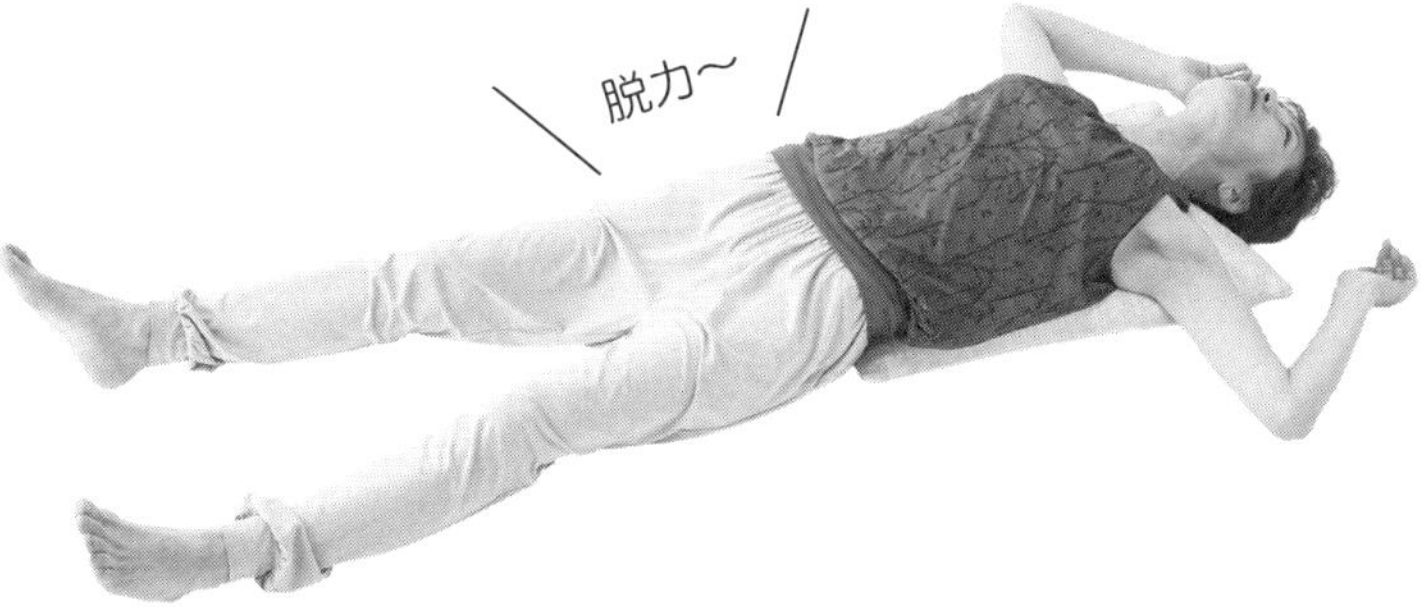

ながらケア②

朝でもいつでも スッキリお通じリンパ

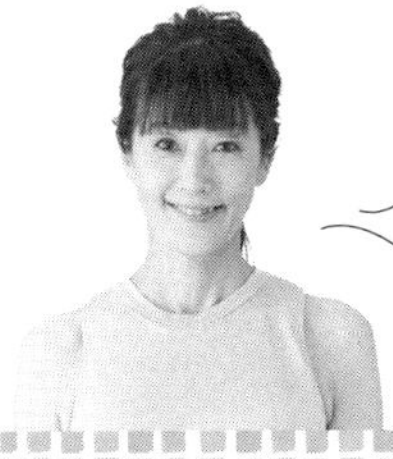

身体をスッキリさせたいときのリンパケア。
おなかまわりの筋肉をゆるめて便秘も解消。

▶腰を左右にゆっくりと揺らしながら、おなかから片方のわき腹にかけて、両手でやさしくなでます。
▶自然に呼吸しながら上体を前に倒し、4秒経ったら静かに姿勢を戻します。
▶反対側も同様に。

ポイント
わき腹をなでるときは、背中を伸ばして深呼吸を。横隔膜を刺激して胸もゆるめます。

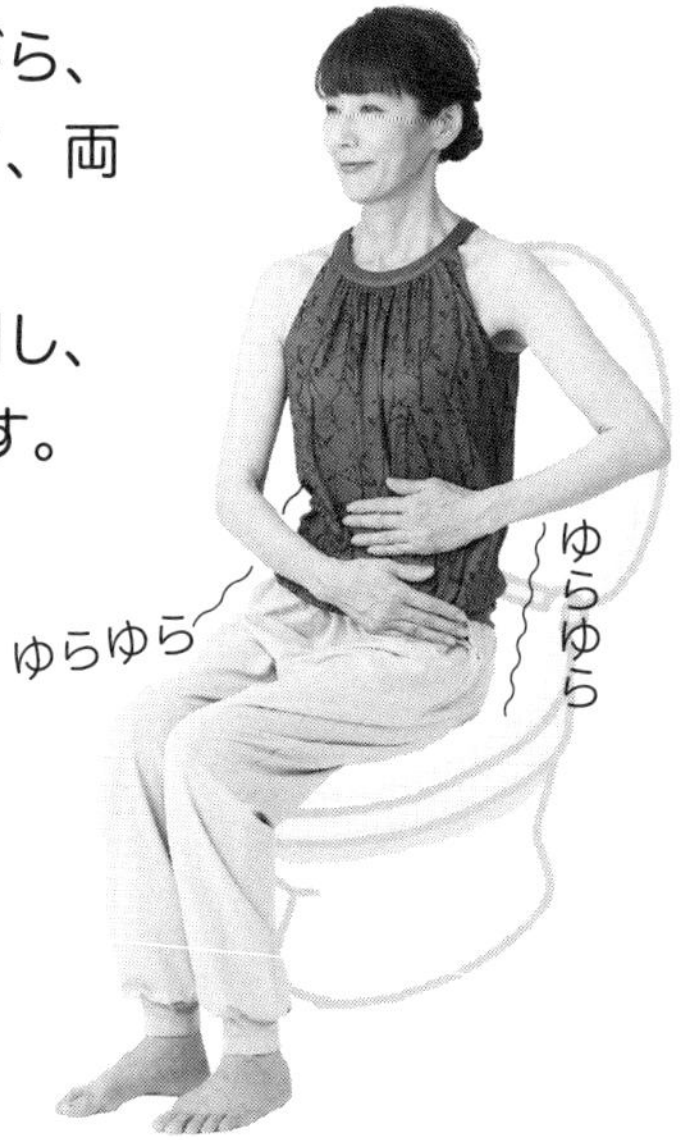

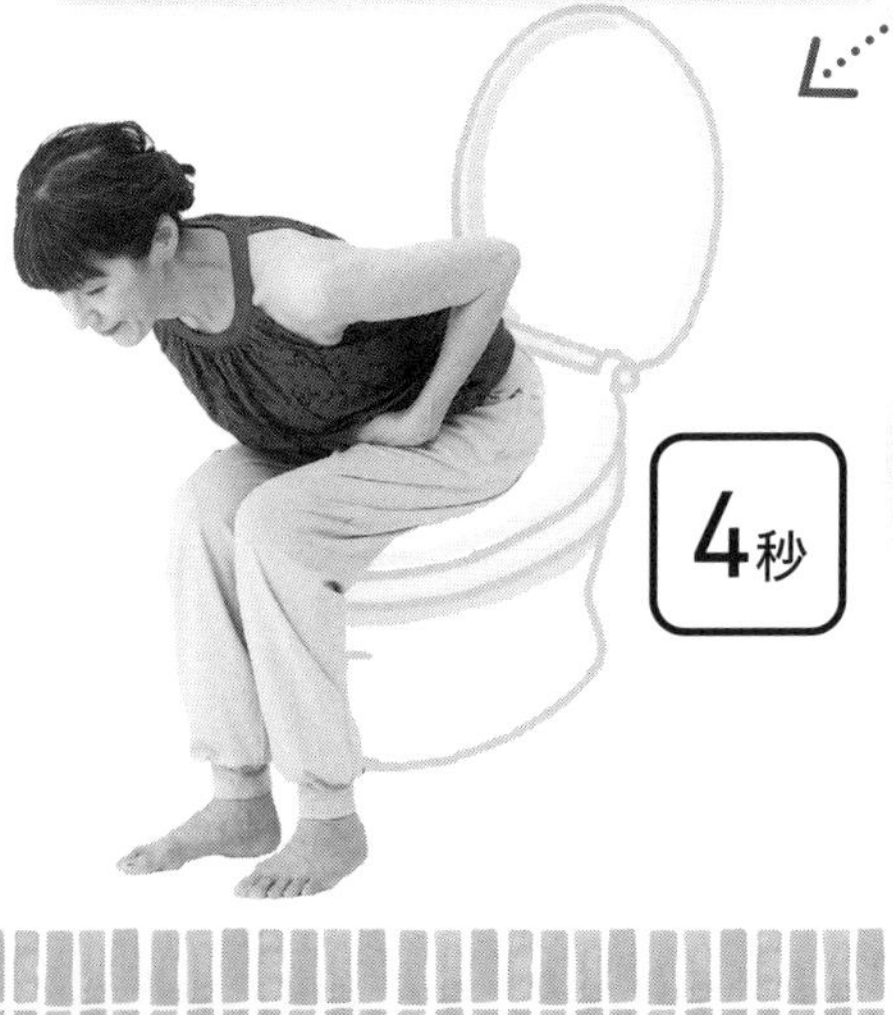

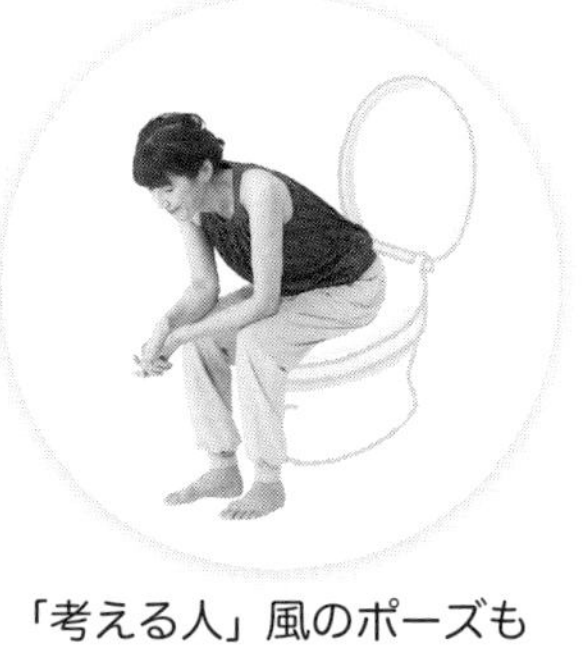

「考える人」風のポーズも効果的！

ながらケア③

歯を磨くときに
小顔リンパ

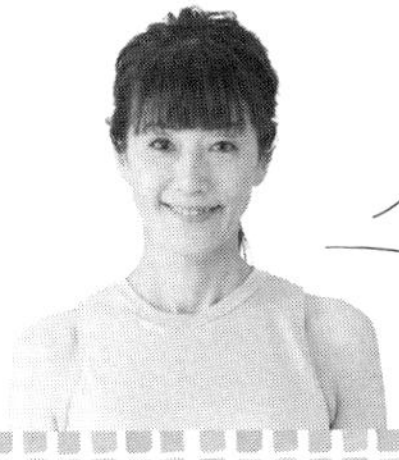

歯磨きは小顔ケアに最適。
口を大きく開けたり、あごを左右に
動かしたりするだけでも効果アリ！

▶歯ブラシの柄《え》で、口内の奥の痛いところに触れます。
▶そのまま4秒、鼻で息を吸って、口から吐きましょう。

4秒

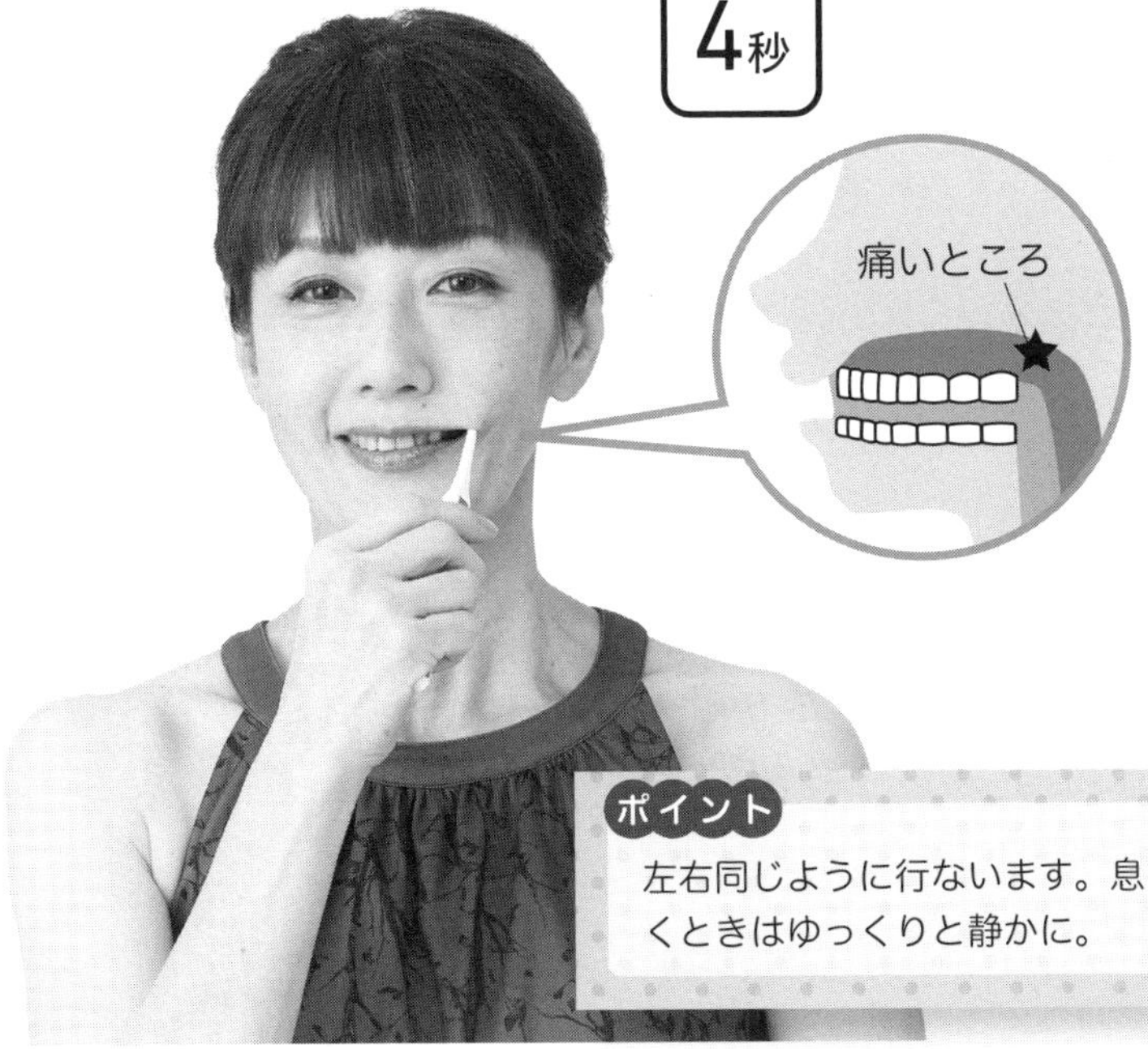

ポイント

左右同じように行ないます。息を吐くときはゆっくりと静かに。

ながらケア④

座ったときに
むくみ解消リンパ

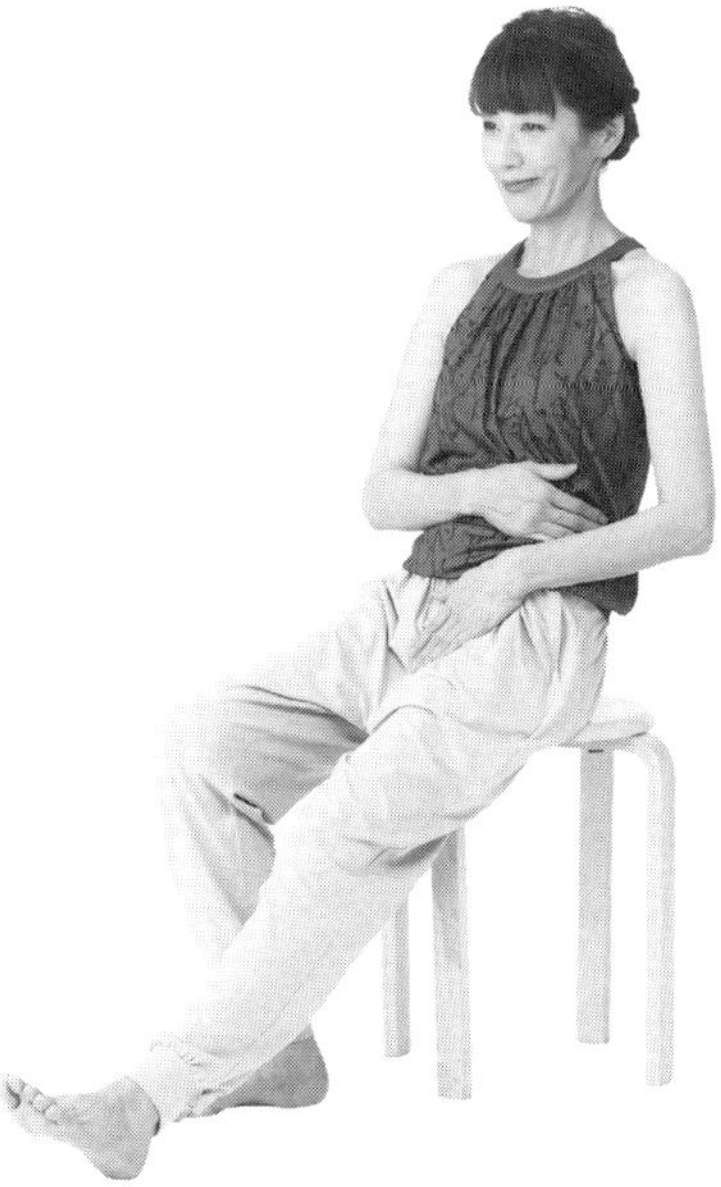

1

▶可能な範囲で上体をうしろに傾けて、左足を伸ばします。

⚠注意
不安なときは無理をせず、背もたれのあるイスなどで行なってください。

▶右手は左のわき腹に、左手は左足のつけ根のあたりに添えます。

4回
繰り返す

2

▶ 1の姿勢のまま、かかとを少し引き寄せてひざを曲げ、また足を伸ばします。4回繰り返しましょう。

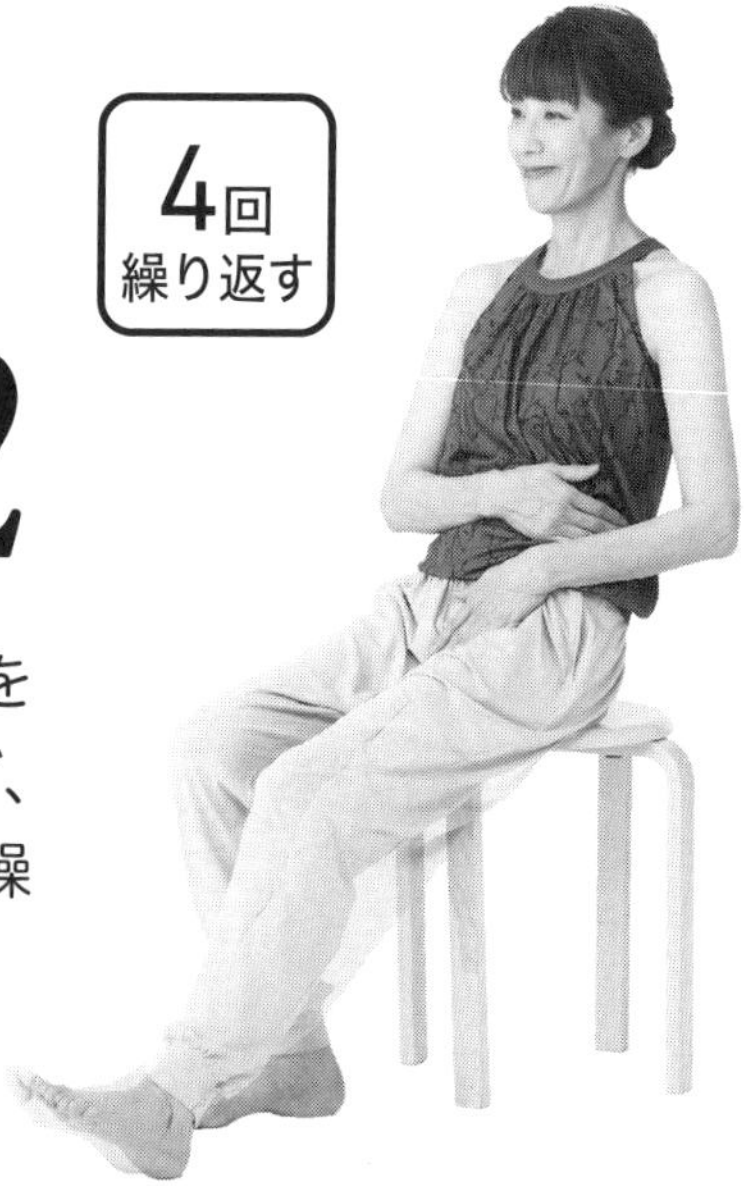

伸ばす ⟷ 曲げる

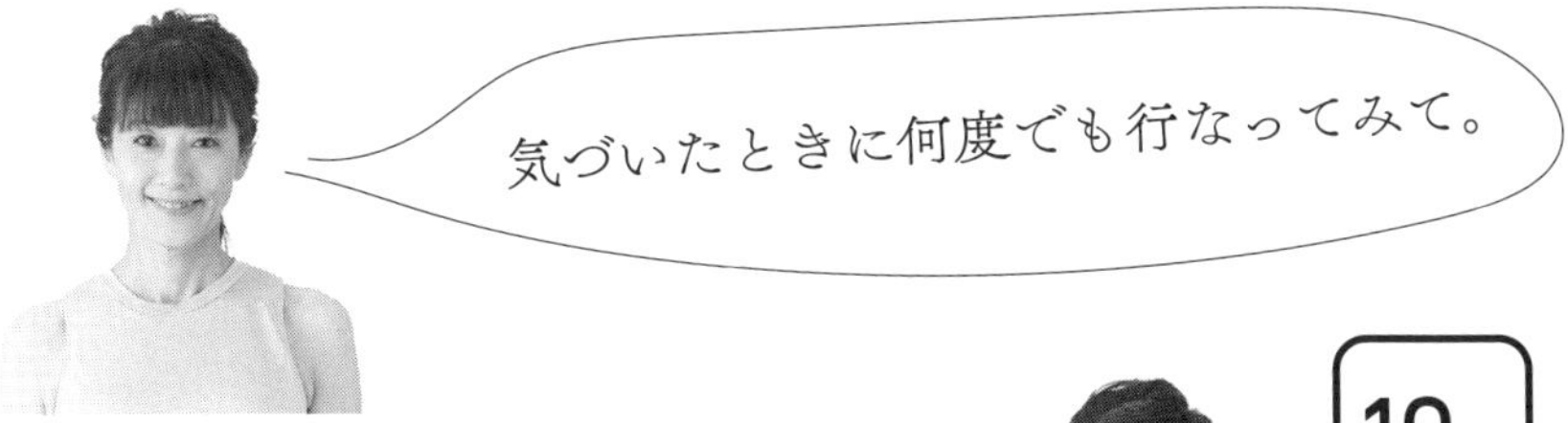

気づいたときに何度でも行なってみて。

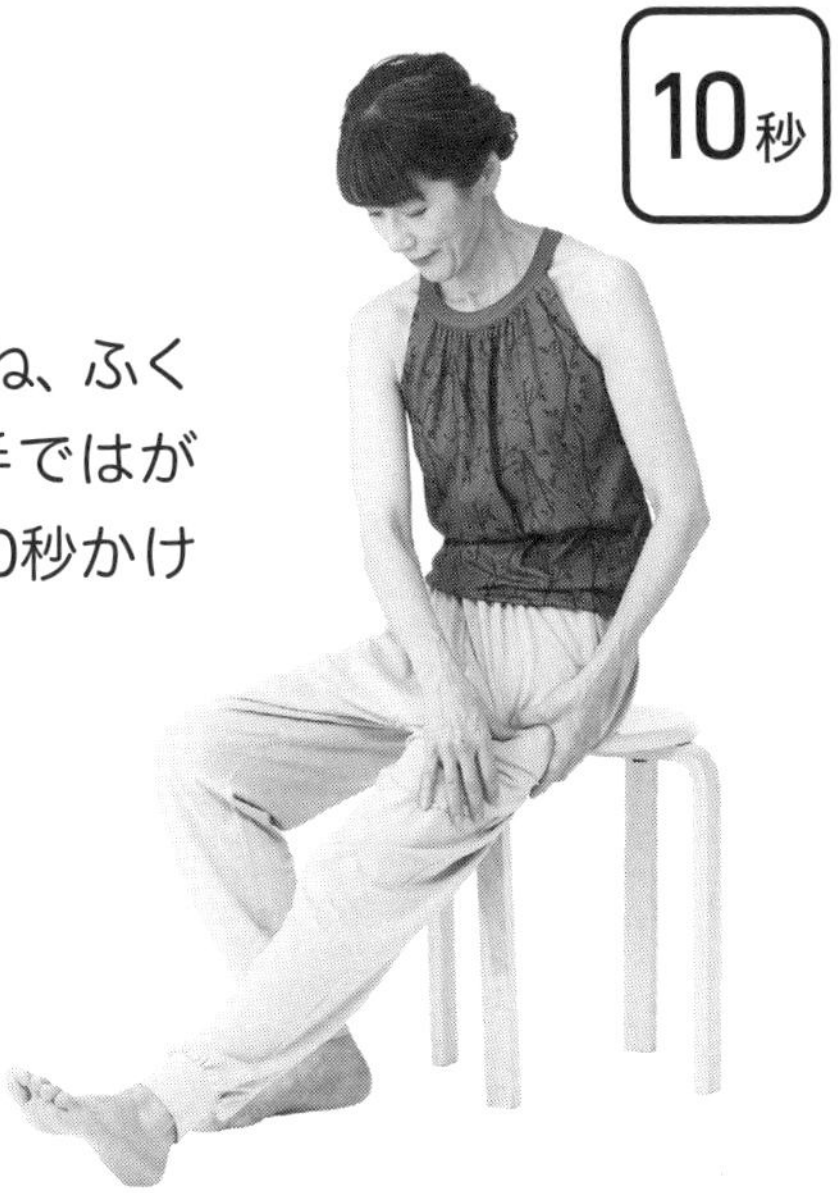

10秒

3

太ももから向こうずね、ふくらはぎの筋肉を両手ではがすような感覚で、10秒かけて触れていきます。

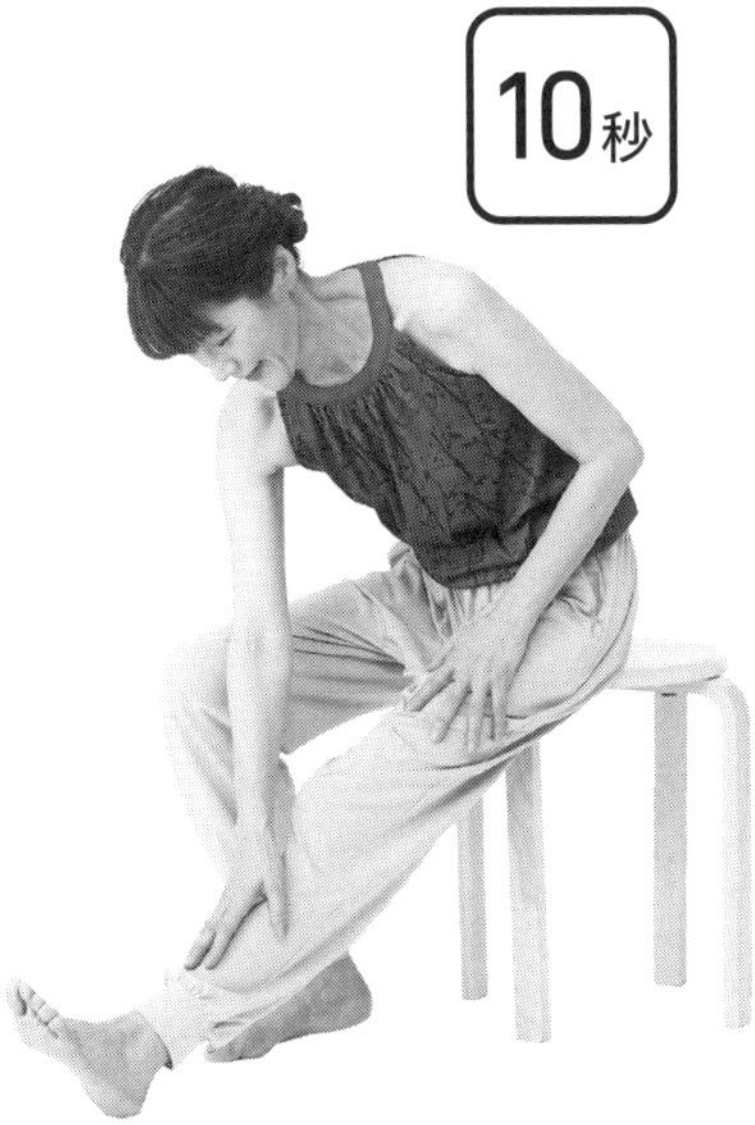

10秒

4

足のつけ根からつま先までを、10秒かけて労《いたわ》るようにやさしくなでてさすります。反対側も同様に。

ながらケア⑤

お料理のときに
フットケアリンパ

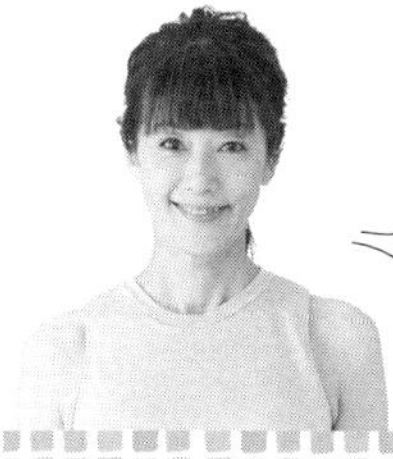

キッチンに立つ時間は、案外長いもの。
その時間を使って、足先のケアを
やっちゃいましょう！

4
往復

▶足の指をグーの形（第三関節〈親指は第二関節〉がしっかりと突き出るよう）にして床につき、親指から小指、小指から親指へとシーソーのように4往復して動かします。

▶反対の足も同様に。

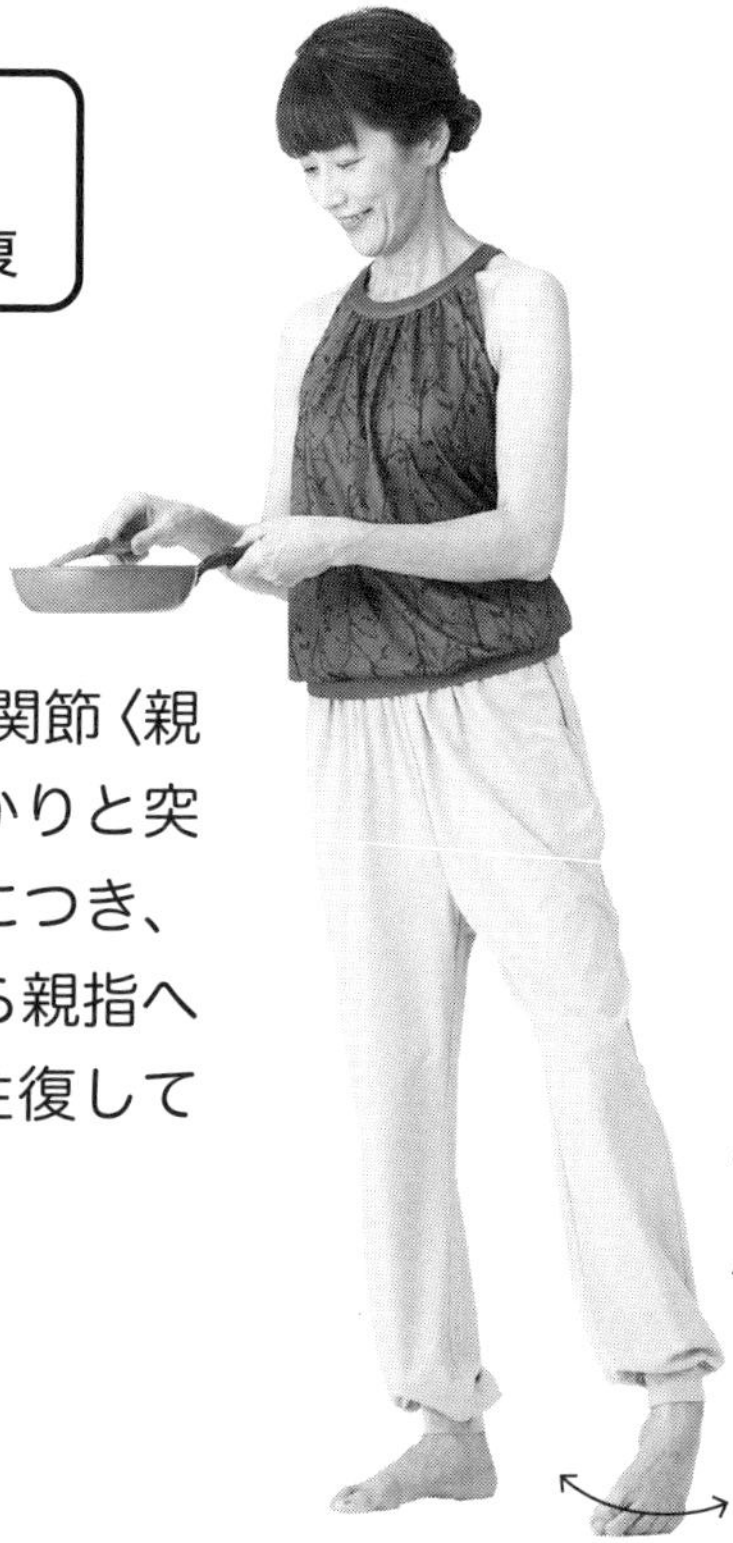

足の甲を
しっかり
伸ばす

ながらケア⑥

就寝時に ぐっすりリンパ

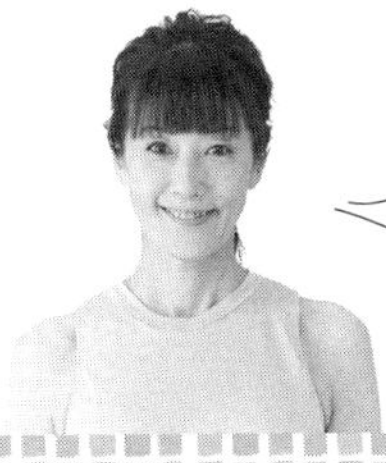

眠る前の時間を使って全身をゆるめましょう。寝つきがよくなり、翌朝もスッキリと目覚められます。

▶側臥位《そくがい》になり（横向きに寝て）、右ひざを前に出して身体をひねり、右手をお尻のあたりに、左手を右のわき腹に添えます。

▶目を閉じて自然に呼吸しながら、骨盤をゆっくりと微振動させる感覚で揺らし、気持ちよさを感じます。

▶しばらくして落ち着いたら、反対側も同様に。

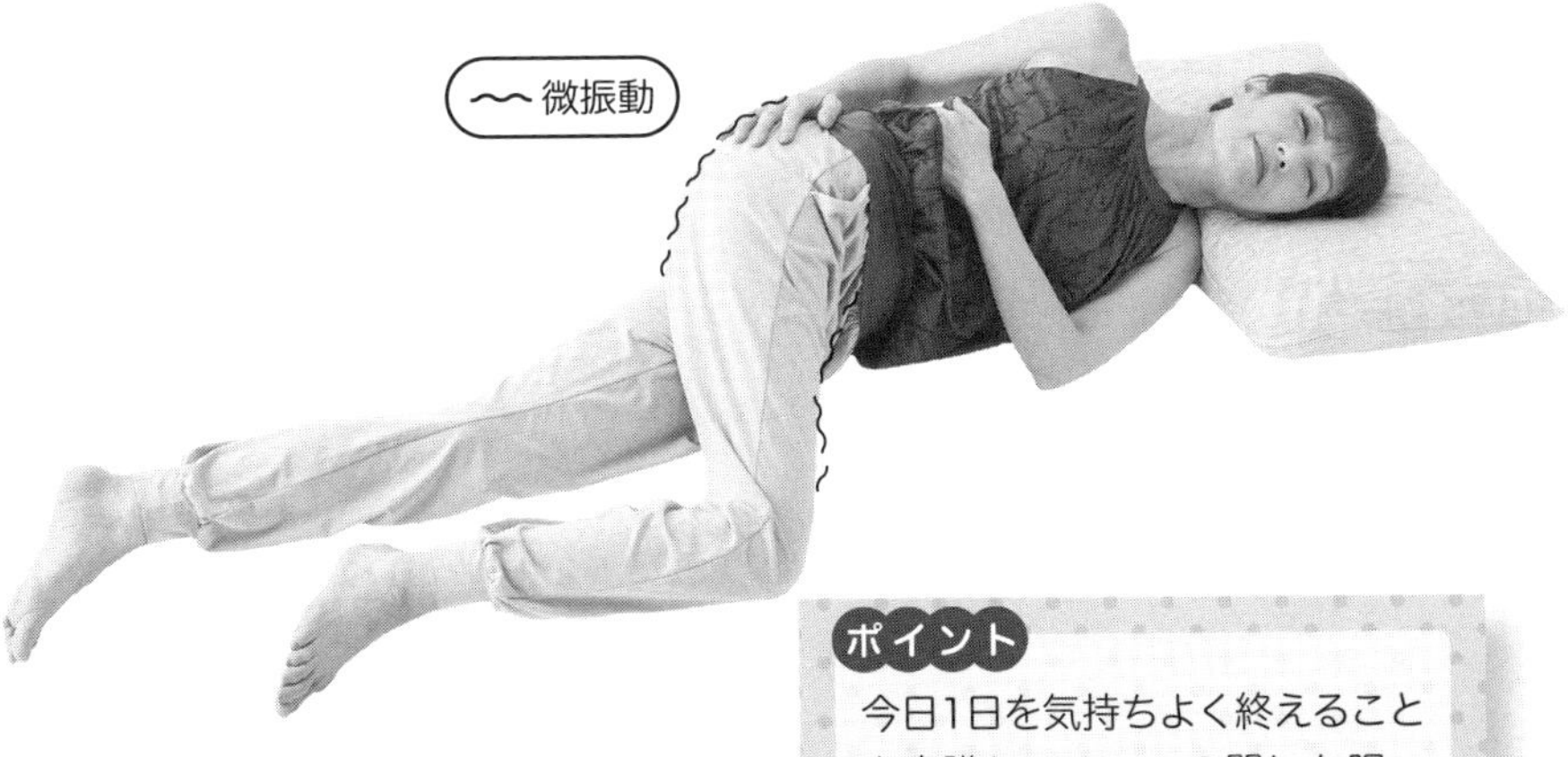

ポイント

今日1日を気持ちよく終えることを意識して。いつの間にか眠ってしまうこともありますよ。

おわりに

最後まで読んでいただき、ありがとうございます。

本書で紹介したリンパケアは、実践してくださっているでしょうか？　効果は出てきているでしょうか？

女性にとって、自分が「美しい」と思えることは、男性のそれ以上にパワーがあると思います。表情はいきいきとしてきますし、何事にも前向きに取り組めるようになります。ポジティブな思考は、さらにポジティブな出来事を引き寄せ、毎日がさらに充実してくることでしょう。

美や健康を手に入れる、あるいは取り戻すために、「これだけやれば絶対」というものはありません。ＬＨＪのメソッドも同様です。

けれど、みなさん、いつも自然に、前向きでいましょうよ。

イヤなことがあった日でも、何かひとつ楽しかったことを思い出して眠るだけで、次の日の目覚めがまったく変わってきますよ。

「できなかったこと」よりも「できたこと」に目を向けたほうが、きっといいに決まっています。

「身体は心の容《い》れものである」と言われます。みなさんも、お気に入りの器（身体）に、お気に入りの心を容れて、これからも健やかな人生を歩んでいきましょう。

木村友泉

[参考文献]
『たった1分 身体のめぐりが変わる！ ゆ・と・りダイエット』木村友泉・著／佐藤青児・監修（青春出版社）、『リンパケア革命』『リンパケア革命2』木村友泉・著／佐藤青児・監修（主婦の友社）、「ハルメク」（株式会社ハルメク）2020年6月号・2021年1月号

＊本書で紹介している手技等は、髪・首・手、その他の状態の蘇生等を必ずしも保証するものではありません。効果には個人差があります。身体に異常を感じたときは、すみやかに中止してください。具体的な症状や治療については、そのつど専門機関にご相談ください。

【著者紹介】

木村友泉（きむら・ゆうみ）

薬剤師。リンパケアトレーナー。LHJ（Life & Health Joy）代表。
1959（昭和34）年、富山県生まれ。富山医科薬科大学（現・富山大学）卒業。薬剤師として勤務する中で薬に頼りすぎる医療に疑問を感じていたときにリンパケアに出合い、インストラクターに転身。身体に負担が少なく、かつ効果的な健康法であるリンパケアの普及に取り組んでいる。著書に『リンパケア革命2』（主婦の友社）、『耳たぶくるくる30秒美顔術』（学研プラス）などがある。

LHJ ホームページ　https://lymph.co.jp/

装　幀◎小口翔平＋阿部早紀子（tobufune）
本文イラスト◎杉山美奈子
撮　影◎数永紗恵（七彩工房）
ヘアメイク◎福井乃理子（シードスタッフ）
スタイリング◎小笠原緑（シードスタッフ）
モデル◎木村友泉
衣装協力◎ suria　https://online.suria.jp/
本文組版◎朝田春未
編集協力◎清塚あきこ

「うるおいリンパ流し」で髪・首・手がみるみる潤う！

2021年5月7日　第1版第1刷発行
2022年6月10日　第1版第2刷発行

著　者　木村友泉
発行者　村上雅基
発行所　株式会社PHP研究所
京都本部　〒601-8411　京都市南区西九条北ノ内町11
〔内容のお問い合わせは〕教育出版部 ☎ 075-681-8732
〔購入のお問い合わせは〕普及グループ ☎ 075-681-8818
印刷所　大日本印刷株式会社

ISBN978-4-569-84976-8